La matière et son éminence grise

Des expériences de mort imminente
à l'énigme de la conscience

Éthique et pratique médicale

fondée par Richard Moreau
Collection dirigée par Roger Teyssou

La collection « Éthique et pratique médicale » est une tribune qui permet à tous les acteurs du monde de la santé, professionnels, enseignants, administrateurs, économistes et patients d'exposer leurs opinions, de décrire leur expérience et de proposer des solutions aux problèmes posés par une profession en pleine mutation, et ce en toute indépendance et en conformité avec la déontologie et les bonnes pratiques médicales.

Dernières parutions

Roch MYLAN ETOU, *Honneurs à la mathématique, Regard épistémologique sur la mathématique*, 2024.
Pierre-Marie TEBEU, *Mes grands pas en gynécologie*, 2024.
Pierre-Marie TEBEU, *Mes grands pas en obstétrique*, 2024.
Sophie GUGLIELMONI, *Soutenir les mineurs isolés face au psychotraumatisme. Une éthique relationnelle à l'aide sociale à l'enfance,* 2024.
Marie-Caroline LAÏ, *Éthique, Intelligence Artificielle et santé. Pour la construction d'un cadre éthique opérationnel*, 2024.
Jacques JAUME et Nathalie RIVIÈRE, *L'Accompagnée*, 2024.
Éric BASEILHAC, *Mythologie du médicament*, 2024.
Mohamed Naceur KRIFI, *L'Homo-cobayeur. Expérimentations médicales* in*humaines*, 2024.
Olivier NKULU KABAMBA, *Le cancer et la sorcellerie. Narration d'un malentendu étiologique et clinique en médecine*, 2024.
Jacques JAUME et Nathalie RIVIÈRE, *Voyage au cœur du deuil,* 2023.
Michel BOLLA, *Cancer et parcours de soins, L'odyssée du malade*, 2023.
Olivier NKULU KABAMBA, *La réflexivité dans la relation soignant-soigné. Un regard éthique sur l'empathie*, 2023.
Marc BAUDET, Catherine DAUGAREIL, *Comprendre pour mieux prévenir les maladies cardio-vasculaires. Mieux vaut prévenir que guérir*, 2023.

Jean-Michel Pellat

La matière et son éminence grise

Des expériences de mort imminente
à l'énigme de la conscience

L'Harmattan

5-7, rue de l'École-Polytechnique, 75005 Paris

http://www.editions-harmattan.fr

ISBN : 978-2-336-49969-7
EAN : 9782336499697

À mon père, cet être cher dont j'aime à croire qu'il repose dans la douce et mystérieuse lumière. J'ai le sentiment, tout à fait étrange, qu'il m'a accompagné dans l'écriture de ce livre que je lui dédie avec émotion.

À Jean-Paul Hiltenbrand, grand explorateur du sujet de l'inconscient, dont l'écoute bienveillante et l'enseignement m'ont tant appris.

Remerciements :

Du fond du cœur, je remercie celles et ceux qui m'ont encouragé dans ce projet d'écriture.

Ma reconnaissance s'adresse tout autant aux premières lectrices de cet essai : Claude Pellat, Delphine Rhem, Christine Redon et France Varetto-Wild. Vos conseils ont largement contribué à embellir ce travail. Soyez assurées de toute ma gratitude et de mes sentiments amicaux.

La contribution de Dominique Falcon, par son analyse et la validation du schéma 2 de cet ouvrage, mérite d'être soulignée.

Il me faut enfin saluer tendrement mon épouse et mes enfants chéris, lesquels, courageusement, supportent mes rêveries métaphysiques au quotidien.

« La conscience est avant tout subjectivité et [...] c'est elle qui introduit le sens dans notre pensée ; or ni la subjectivité ni le sens ne font partie de la physique ».

Dominique Laplane (Interview, 2010a).

- Préface -

Un jour de décembre 2019, alors que l'une de nos patientes nous faisait part des malheurs dont elle était accablée dans sa vie personnelle, nous fûmes soudainement saisi par un questionnement métaphysique qui, quelque temps plus tard, allait amorcer l'écriture de ce livre. Comment était-il possible d'expliquer *biologiquement* la genèse du discours subjectivement habité de cette femme en détresse ? Même en imaginant la complexité des milliards de réactions neurochimiques crépitant à chaque instant dans les profondeurs de son tissu neuronal, nous avions l'intuition que sa plainte désespérée, attisée par les nombreux regrets qu'elle exprimait spontanément, ne pouvait être réduite ni aux lois de la physique ni à celles de la biologie. La consultation achevée, excité par cette révélation inopinée, le mystère devint encore plus évident après que, frénétiquement, nous eûmes griffonné l'ébauche d'une représentation liant la matière et l'esprit. Sous nos yeux, apparaissait alors, très clairement, l'énigme du psychisme et de ses relations au corps (*schéma 1*).

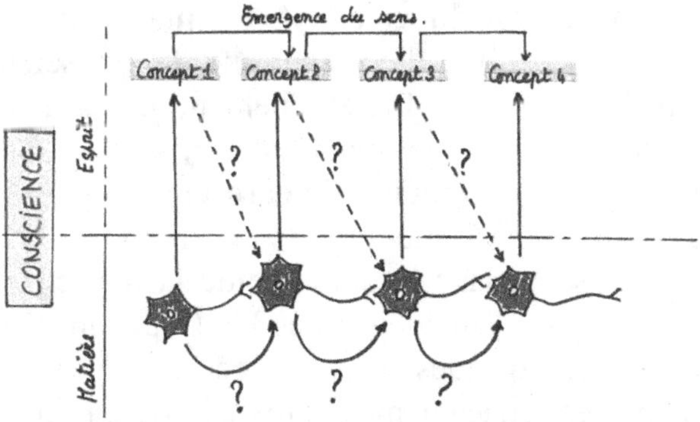

Schéma 1 - Brouillon représentant les liens corps/esprit (décembre 2019). *Il n'est pas forcément nécessaire de chercher à comprendre cette représentation. Sa version définitive sera détaillée dans le chapitre II.*

Nous ne pouvions désormais nous résoudre à adhérer aveuglément à l'idée folle du matérialisme scientifique qui, pourtant, organisait notre rapport au monde depuis toujours. La *conscience* allait bientôt nous apparaître comme l'élément clé du problème, celui auquel nous avions l'intention de réfléchir sérieusement. Étonnamment, c'est par l'étude de sa manifestation la plus étrange que nous décidâmes d'aborder nos recherches, influencé par l'émergence d'un souvenir d'adolescence. À cette époque, nous avions feuilleté, par hasard, le livre « La vie après la vie », écrit par le psychiatre et philosophe Raymond Moody (1975/1977). Publié dans les années soixante-dix, ce best-seller contribua largement à populariser les expériences de mort imminente (EMI), des états modifiés de conscience rapportés par des sujets ayant frôlé la mort et caractérisés par plusieurs éléments phénoménologiques : sortie de corps, rencontre de personnes décédées, traversée d'un tunnel, vision d'une lumière, etc. Si ces expériences laissent indifférents la majorité des scientifiques, pour d'autres, elles viennent mettre à l'épreuve leurs convictions structurées par le matérialisme, doctrine dominante dans le milieu des neurosciences et qui ne reconnaît que la matière dans la constitution du vivant. C'est majoritairement au travers de ce prisme théorique que la conscience est appréhendée dans son fonctionnement et sa nature, le postulat de son origine neuronale faisant globalement consensus dans la communauté neuroscientifique.

Depuis le succès littéraire de Raymond Moody, les progrès colossaux dans le domaine de la réanimation ont permis d'accroître l'incidence des EMI qui font l'objet de recherches scientifiques actives, ceci dans le but de démasquer les mécanismes qui en déterminent leur survenue. Bien que des corrélats neuronaux soient suspectés, les données actuelles ne permettent pas d'expliquer, dans leur intégralité, ces états modifiés de conscience dont l'étude se situe au carrefour des neurosciences et des sciences humaines. Si les EMI sont envisagées par certains comme une preuve sérieuse, pour ne pas dire irréfutable, en faveur de l'existence d'une vie après la mort (Alexander, 2012/2013 ; Allix, 2023 ; Charbonier, 2012), d'autres les ignorent ou les attribuent à de simples soubresauts hallucinatoires créés par la souffrance du tissu cérébral. Enfin, quelques psychanalystes les interprètent comme une manifestation de l'inconscient qui aurait pour fonction de faire barrage à l'angoisse générée par l'imminence de la mort. Quoi qu'il en soit, ces expériences subjectives bouleversent à long terme la vie de nombreux expérienceurs[1], ainsi que les convictions d'une minorité de scientifiques qui prônent l'avènement du *post-matérialisme* (Beauregard et al., 2014b). Cette jeune théorie dualiste, qui conteste l'origine neuronale de la conscience et suppose sa nature immatérielle, attribue à cette entité un statut ontologique indépendant de la matière, la considérant comme un élément fondamental de l'univers. Une telle conception des rapports corps/esprit ne sous-entend pas moins que l'immortalité de la subjectivité individuelle.

En raison de l'incapacité de la science matérialiste à déterminer précisément la nature et l'origine de la conscience, l'adhésion au post-matérialisme peut paraître légitime. Cependant, l'absence de preuves tangibles et reproductibles, nécessaires pour valider scientifiquement un tel modèle, expose ses défenseurs aux critiques parfois sévères du camp adverse. Mais si les adeptes du matérialisme relèguent ce dualisme contemporain au rang des croyances, leurs adversaires n'hésitent pas à pointer les fondations dogmatiques que la science actuelle utilise dans sa compréhension des mécanismes de la conscience et dans

[1] Ce terme est utilisé par plusieurs auteurs pour désigner les sujets ayant vécu une EMI.

l'affirmation de son origine matérielle. Il va sans dire que le voltage de l'ambiance qui règne autour de l'échiquier scientifique est à la hauteur des enjeux spirituels que ce sujet engage.

En se référant à la phénoménologie des EMI et aux principales données issues de la recherche neuroscientifique, le premier chapitre de ce livre cherche à démontrer qu'en dépit des multiples pistes matérialistes dont nous disposons pour comprendre ces phénomènes, une dimension mystérieuse persiste et dépasse la plupart des énigmes que la science a l'habitude de résoudre. Ce mystère réside au sein du contenu narratif de ces expériences de conscience modifiée, mais aussi dans les bouleversements subjectifs et spirituels qu'elles provoquent chez les expérienceurs ou, parfois, chez ceux qui ont la curiosité d'écouter leur récit.

La deuxième partie de cet ouvrage, la plus conséquente, propose une réflexion rigoureuse sur la nature des liens qui unissent la matière et l'esprit. Pour développer ce questionnement, nous avons choisi de ne pas suivre étroitement la méthodologie recommandée par la science, soucieux de ne pas contraindre nos idées par la rigueur qu'un texte scientifique impose. Nous nous sommes référé, ponctuellement, à certains concepts neuroscientifiques, philosophiques et psychanalytiques, ceci afin d'ancrer ce travail aux bases théoriques les plus rudimentaires de ces diverses disciplines. Si des spécialistes de ces domaines venaient à lire cet essai, nous ne doutons pas de leur indulgence à l'égard de l'auteur qui a pour circonstance atténuante le vœu de rendre cette réflexion accessible au plus grand nombre. D'autre part, bien que notre curiosité nous ait conduit jusqu'aux frontières que ces nobles disciplines partagent avec la médecine, c'est de notre place de clinicien que cette réflexion sera menée. Les soignants, quelle que soit leur fonction, vivent quotidiennement l'expérience humaine du soin et acquièrent ainsi un savoir intuitif sur les rapports qui unissent la matière et l'esprit. L'acte de soigner implique une immersion dans l'intimité de ces rapports, étape incontournable pour appréhender une pathologie somatique, psychosomatique ou psychogène[1], car il n'y a guère d'autres accès qui nous permettent de recueillir les maux dont souffre le patient. Cet accès est représenté par la *plainte* qui s'anime au sein de la relation de soin et qui prend sa source dans les ressentis corporels, eux-mêmes générés par d'éventuelles lésions tissulaires, ressentis qui fusionnent aux méandres du sujet pour s'imprégner d'émotions et se teinter des couleurs du psychisme.

À partir de ce savoir empirique, l'analyse que nous livrons dans cet essai a pour ambition de disséquer ce que nous appelons communément l'esprit, avec l'espoir d'entrevoir les différentes entités qui semblent le composer. La conscience en fait assurément partie et il apparaît légitime de pointer l'énigme qu'elle représente encore aujourd'hui pour la science, notamment dans sa dimension *phénoménale*, terme usuel en philosophie de l'esprit pour désigner le *vécu qualitatif et subjectif* qu'elle nous donne à vivre. Loin de nous l'idée de nier le terreau cérébral de nos pensées, mais l'atypie de l'affaire corps/esprit mérite de confronter les fondements physicalistes du matérialisme avec les potentialités du psychisme d'une part et la

---

[1] Les *troubles somatiques* correspondent aux lésions ou dysfonctionnements du corps (par exemple une appendicite, une hernie discale, une fracture, etc.). Le terme *trouble psychogène* désigne spécifiquement une problématique d'ordre psychique. Les *troubles psychosomatiques* sont représentés par des symptômes corporels induits par des facteurs d'ordre psychologique (par exemple une crise de migraine survenant dans le contexte d'un stress professionnel). Enfin, lorsqu'une pathologie corporelle induit des effets psychiques pathologiques, on parle alors de *troubles somato-psychiques*, par exemple lors d'une dépression liée à une douleur chronique.

dimension subjective de l'expérience consciente d'autre part.

Notre questionnement ayant germé à partir de la phénoménologie des EMI, il serait malheureux de clôturer cette réflexion sans proposer quelques pistes hypothétiques pour la lecture métaphysique de ces expériences singulières, ce à quoi nous nous sommes attelé dans la dernière partie de ce livre. En dépit du caractère périlleux d'un tel chemin, nous avons fait le choix de l'emprunter, au risque d'effleurer les limites de l'infranchissable. Nous avons cependant veillé, autant que faire se peut, à maintenir nos conclusions bien à distance de toute dérive mystique, notre intention n'étant pas de garantir scientifiquement un quelconque au-delà à notre lecteur. Si toutefois, parvenu au terme de cet ouvrage, celui-ci venait à éprouver une certaine espérance, celle de l'agnostique qui pressent l'impénétrabilité du monde dans son ultime existence, en s'offrant légitimement la liberté de ne point croire en l'absolue véracité des dogmes, alors nous considérerons notre objectif comme ayant été largement atteint.

CHAPITRE I

Les Expériences de Mort Imminente (EMI)

« Je n'éprouvais aucun attachement pour ce corps sans vie allongé sur le lit d'hôpital. Je n'avais pas l'impression qu'il m'appartenait. Il semblait bien trop petit et trop insignifiant pour abriter ce que je ressentais ». Anita Moorjani (2012/2022, p.26).

- Préambule -

1. Comment la mort est-elle définie par la science ?

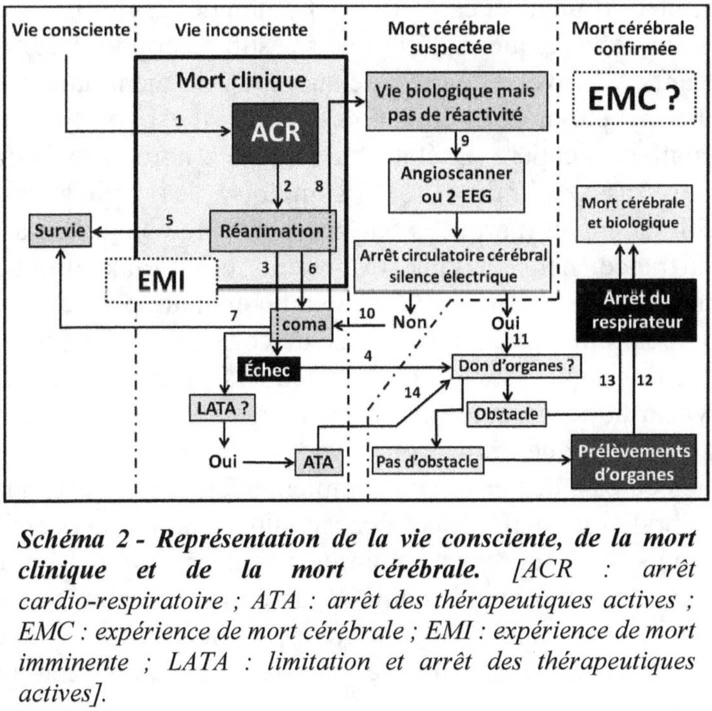

Schéma 2 - Représentation de la vie consciente, de la mort clinique et de la mort cérébrale. *[ACR : arrêt cardio-respiratoire ; ATA : arrêt des thérapeutiques actives ; EMC : expérience de mort cérébrale ; EMI : expérience de mort imminente ; LATA : limitation et arrêt des thérapeutiques actives].*

La mort est un processus irréversible, aboutissant à l'extinction progressive et totale de la vie biologique d'un organisme. En médecine, elle est définie par la disparition irrémédiable de la conscience et de toutes les autres fonctions encéphaliques, y compris celles dépendantes du tronc cérébral.

Le *schéma 2* (page 19) résume et met en lien les concepts scientifiques ayant trait à la mort. Il détaille le statut vital ainsi que la démarche médicale pour chacun des états de conscience qui jalonnent l'évolution vers le trépas.

Un arrêt cardio-respiratoire entraîne un état de mort clinique (1) et nécessite en urgence une réanimation (2) qui peut malheureusement, en l'absence de récupération d'une activité myocardique spontanée, aboutir au décès du patient (3). Depuis 2005, un décret autorise les prélèvements de certains organes sur les personnes décédées d'un arrêt cardiaque (4), selon des règles précises et sous réserve que le défunt ne s'y soit pas opposé de son vivant. À l'inverse, en cas de succès de la réanimation, si celle-ci a été précoce et de courte durée, il est possible que le patient récupère un état de conscience normal dans des délais assez limités (5). Toutefois, les suites sont habituellement marquées par une phase de coma, liée à la souffrance neurologique éventuelle et/ou aux drogues anesthésiques utilisées (6). Cet état comateux peut évoluer secondairement vers une reprise de conscience (7), parfois avec des séquelles. Malgré la récupération d'une activité myocardique, certains patients s'aggravent et évoluent vers un état clinique compatible avec une mort cérébrale (8). Dans ce cas, des examens complémentaires (angioscanner cérébral ou deux électroencéphalogrammes successifs distants de 4 heures au minimum) sont pratiqués (9) pour valider le diagnostic de coma dépassé (mort cérébrale). S'il persiste une activité électrique sur l'électroencéphalogramme et/ou une circulation sanguine au niveau du cerveau (visible à l'angioscanner), le diagnostic est alors infirmé (10) ; dans le cas contraire, la mort cérébrale, qui est un état irréversible, est confirmée (11). Le registre national des refus, mais aussi les proches du défunt sont consultés pour savoir si ce dernier, de son vivant, avait exprimé une opposition vis-à-vis du don d'organes. La ventilation mécanique (respirateur artificiel) est stoppée, soit dans les suites des prélèvements (12), soit après avoir pris connaissance du refus du défunt (13). L'évolution se fait vers un arrêt progressif de toutes les fonctions biologiques corporelles, dont l'activité cardiaque. Enfin, les patients ayant récupéré une activité myocardique lors de la réanimation initiale, mais qui évoluent vers un coma associé à un pronostic vital ou fonctionnel péjoratif, peuvent faire l'objet d'une limitation ou d'un arrêt des thérapeutiques actives (LATA), malgré l'absence de mort cérébrale. Cette décision doit s'inscrire dans une démarche protocolaire stricte, avec un avis pluriprofessionnel et une validation par un consultant extérieur. Si la décision d'arrêt des thérapeutiques actives (ATA) est validée, sous couvert d'un traitement sédatif et antalgique adapté, les traitements maintenant les fonctions vitales du patient sont suspendus, entraînant l'arrêt du cœur dans un délai variable, puis la mort cérébrale (14). Sous certaines conditions et sous réserve que le patient n'ait pas exprimé de refus de son vivant, des prélèvements d'organes sont alors réalisés.

Ainsi, aucun témoin d'EMI ne peut réellement prétendre avoir expérimenté la mort dans son stade ultime, c'est-à-dire telle qu'elle est académiquement reconnue dans sa forme irréversible, à savoir la *mort cérébrale*. En revanche, nombreux sont ceux qui ont vécu l'expérience à l'occasion d'une *mort clinique,* laquelle est caractérisée par l'absence d'activité musculaire et de conscience manifeste, dans le contexte d'un arrêt cardio-respiratoire. Bien que la mort clinique soit potentiellement réversible, il s'agit néanmoins d'un état préoccupant et de mauvais pronostic, parce qu'elle évolue la plupart du temps, si aucune manœuvre de réanimation n'est entreprise, vers une mort cérébrale.

On notera que les données issues du *schéma 2* (page 19) introduisent un paradoxe qui est source de confusion pour le grand public : la *mort clinique*, contemporaine d'un arrêt cardio-respiratoire, n'est pas forcément définitive, alors qu'une *mort cérébrale*, c'est-à-dire le stade précoce du processus d'achèvement inéluctable et irréversible de l'existence, peut s'accompagner de la poursuite transitoire de certaines fonctions organiques comme l'activité myocardique.

2. Au-delà de la vie :

Ces données préliminaires nous permettent d'introduire la différenciation fondamentale qui doit être faite entre les EMI et ce que nous nommerons les *Expériences de Mort Cérébrale* (EMC). Le lecteur aura peut-être repéré le point d'interrogation qui ponctue ce terme dans le *schéma 2* et qui s'impose, car aucun défunt n'est jamais revenu pour nous conter son excursion dans l'au-delà, fût-elle expérientielle.

Cette ponctuation interrogative aura permis aux religions de prospérer et elle représente l'énigme spirituelle commune à toutes les civilisations. Notre condition humaine nous impose d'accepter son insolubilité, sans doute éternelle, ceci malgré l'avènement de l'expérimentation scientifique et l'acquisition de connaissances colossales sur la vie biologique et le fonctionnement du cerveau. D'ailleurs, si le matérialisme peut revendiquer la paternité de ce savoir, il paraît difficile de nier la posture idéologique de certains de ses représentants, posture s'exprimant par la négation plus ou moins explicite de ce mystère de l'après-vie, pourtant impérissable. Majoritairement représenté au sein de la communauté scientifique, le matérialisme est relativement enclin à remplacer le point d'interrogation par une promesse peu réjouissante : celle d'un néant absolu en guise d'EMC, un bien triste sort qui devrait, soi-disant, accompagner la mort biologique de nos tissus corporels et leur putréfaction.

La science matérialiste jouit-elle cependant d'une légitimité lui permettant de prononcer une telle sentence à l'endroit du vivant ? Rien n'est moins sûr et malgré l'origine purement testimoniale de nos connaissances lui étant relatives, la phénoménologie des EMI vient questionner les fondamentaux sur lesquels nous avons coutume d'appréhender le réel de notre monde et de nos existences. Si la piste hallucinatoire ne peut être formellement écartée, n'en déplaise aux spiritualistes militants, le mystère que ces expériences représentent devrait probablement nous inciter à proscrire toute affirmation péremptoire dans le débat ontologique ; c'est en tout cas ce que ce chapitre va tenter de démontrer.

- Généralités -

Des récits compatibles avec d'authentiques EMI sont rapportés depuis l'Antiquité, à travers tous les continents. Ce n'est donc pas un phénomène nouveau, mais depuis les années soixante-dix, les progrès des techniques de réanimation ont permis d'accroître significativement la fréquence de ces expériences singulières. De nos jours, en population générale, on estime que sur 100 personnes, quatre auraient vécu au moins une EMI (Jourdan, 2021, p.11), une prévalence considérable qui correspondrait en France à plus de 2,5 millions d'habitants.

La littérature médicale fait état d'une incidence comprise entre 10 et 23% à l'occasion d'un arrêt cardiaque (Greyson,

2003 ; Schwaninger, Eisenberg, Schechtman, & Weiss, 2002 ; Parnia et al., 2023 ; Van Lommel, van Wees, Meyers, & Elfferich, 2001) et d'environ 3% après un traumatisme crânien (Martial, Cassol, Laureys, & Gosseries, 2020). D'autres situations, sans menace vitale pour le sujet, peuvent déclencher une expérience similaire (Martial et al., 2020 ; Peinkhofer, Dreier, & Kondziella, 2019) : lors d'une pratique méditative (Beauregard, Courtemanche, & Paquette, 2009), après une prise d'alcool ou de drogue (Charland-Verville et al., 2014), dans le contexte d'un deuil ou d'une anxiété (Kelly, 2001), et même au cours d'un orgasme (Jourdan, 2012, p.59).

En ce qui concerne les EMI survenant dans un contexte médical, l'incidence serait plus faible et la phénoménologie moins riche chez les patients exposés à des drogues anesthésiques et/ou antalgiques, en comparaison de ceux vierges de ces produits (Greyson & Stevenson, 1980).

Si les EMI sont généralement vécues positivement, elles seraient désagréables, voire cauchemardesques dans 14 à 20% des cas (Bush & Greyson, 2014 ; Martial et al., 2020), occasionnant possiblement une morbidité psychique pour le sujet.

Des travaux ont démontré que les EMI pouvaient survenir quelles que soient la culture et la nationalité, indépendamment du statut professionnel, de l'âge et du sexe (Cassol et al., 2018 ; Kondziella, Dreier, & Olsen, 2019 ; Martial et al., 2017 ; Thonnard et al., 2013). Une étude récente, ayant analysé les récits de huit expérienceurs iraniens, tous de confession musulmane, suggère une phénoménologie comparable à celle qui est rapportée dans les pays occidentaux (Khoshab et al., 2020). De manière générale, il existerait des différences interculturelles dans l'énonciation du souvenir de l'expérience, mais ces différences pourraient être simplement liées aux filtres du langage et à l'hétérogénéité des repères culturels dont dépend l'interprétation expérientielle (Belanti, Perera, & Jagadheesan, 2008). Par exemple, à l'occasion de la phase transcendante, alors que certains, de religion chrétienne, racontent avoir rencontré *Jésus* dans la lumière, c'est *Yamraj*, le messager de Shiva, ayant pour mission de ramener les âmes, qui apparaîtrait pour une partie des adeptes hindouistes (Blackmore, 1996). Il est probable que la référence narrative à des figures divines, issues de la culture religieuse du sujet, puisse rendre compte de l'imprégnation subjective de l'interprétation, sans pour autant remettre en question l'homogénéité relative de la base expérientielle interindividuelle.

En dépit d'une richesse très variable, les témoignages sont caractérisés par des éléments narratifs récurrents qui laissent supposer une phénoménologie globalement commune d'un expérienceur à l'autre. Dans les paragraphes qui suivent, le lecteur trouvera le détail de cette phénoménologie, pour le moins insolite, et les invariants qui la constituent.

- Phénoménologie des EMI -

1. La sortie hors du corps :

L'EMI peut comporter une décorporation (Out-of-body experience, OBE) au cours de laquelle le sujet se perçoit à l'extérieur de son enveloppe charnelle, le plus souvent en hauteur, parfois sans identifier immédiatement que ce corps qu'il surplombe est le sien.

Cette phase est classiquement associée, y compris chez des expérienceurs aveugles de naissance, à une acuité visuelle d'une puissance considérable, avec une capacité mentale à zoomer sur n'importe quel détail du décor prétendument réel (Long, 2014). Ces facultés perceptives s'accompagnent d'un élargissement du champ visuel à 360 degrés, donnant à l'image une dimension holographique, comme si le sujet était capable de voir *partout en un seul instant*. Nous ne disposons pas de représentation mentale permettant de rendre compte fidèlement de ces sensations extraordinaires, décrites comme nouvelles et de nature inconnue, le caractère ineffable de ce ressenti en atteste. Cette vision insolite dépasse une simple perception oculaire et semble correspondre, c'est en tout cas notre interprétation, à un ressenti d'ordre psychique, opérant sous l'égide de la pensée. D'autre part, le sujet aurait la capacité de traverser ce qu'il suppose être la matière de notre réalité (les murs, les portes, les planchers, etc.) pour explorer différents lieux à proximité de son corps physique et parfois bien au-delà (Morzelle, 2013, p.26).

L'impossibilité d'interaction, verbale ou physique, entre le sujet qui expérimente la décorporation et les protagonistes supposément présents dans le réel (les traversées de matières porteraient également sur les corps biologiques) est un élément narratif suffisamment récurrent pour être souligné et qui peut être considéré comme un invariant de cette phase. Néanmoins, il est classique que les expérienceurs racontent avoir pu ressentir les émotions et pensées des personnages qu'ils désignent comme appartenant à notre réalité (infirmières, médecins, membres de la famille, etc.), au point d'avoir été en mesure de prédire leurs paroles avant qu'elles ne soient prononcées[1] (Jourdan, 2012, p.21 ; Moorjani, 2012/2022, p.90 ; Morzelle, 2013, p.27).

Dans l'après-coup, les OBE donnent lieu à des témoignages relatant des détails précis sur la scène présumée réelle et contemporaine de l'EMI, éléments

[1] En parapsychologie, on parle de *précognition* pour nommer ces perceptions extrasensorielles, inexpliquées scientifiquement.

éventuellement confirmés par l'entourage et/ou les membres de l'équipe soignante présents à proximité du corps de l'expérienceur lors de sa décorporation. Ces détails, rapportés *a posteriori*, jouent en quelque sorte le rôle de mouchard, attestant d'une possible inscription du vécu expérientiel dans notre réalité, comme si le sujet avait été effectivement en capacité de recueillir des informations sur son environnement, malgré un état clinique incompatible avec le fonctionnement de ses sens.

Le cas de Jean Morzelle (2013) est tout à fait remarquable et mérite d'être relaté. En juin 1949, alors âgé de vingt ans, il avait intégré le 1er régiment de hussards parachutistes à Auch. À l'occasion d'un rassemblement militaire, au cours duquel l'ordre avait été donné de former des tripodes avec les fusils, le jeune militaire actionna malencontreusement la détente de son arme chargée d'une balle à blanc. Il maintenait son fusil à l'aide de sa poitrine sur laquelle était dirigé son canon. Le tir à bout portant lui occasionna de graves lésions au foie, au poumon droit et au diaphragme (Morzelle, 2013, pp.20-21).

Dans un état critique, suffisamment grave pour que le médecin-major du régiment adresse trop prématurément un avis de décès à ses parents, il fut transféré à l'hôpital Larrey de Toulouse. Semi-conscient, il se retrouva dans une salle de bloc opératoire où il sera finalement endormi par un mélange de chloroforme et d'éther inhalé.

C'est alors qu'il expérimenta une EMI, avec une sortie de corps durant laquelle il put observer de nombreux détails relatifs à la salle d'opération : revêtement des murs, armoires vitrées contenant des instruments chirurgicaux, respirateur artificiel, etc. La description des aptitudes visuelles et mentales extraordinaires qu'il aurait expérimentées, ceci à l'occasion de son échappée extracorporelle, est tout à fait représentative de cette phase de l'expérience : « [...] je me suis retrouvé à la pointe du scalpel que tenait la main gantée du chirurgien. Je voyais le couteau fendre la chair, les petites gouttes de sang qui se formaient et qu'absorbait la trame du tissu bleu qui recouvrait le corps. [...] Je m'aperçus ensuite que c'était ma pensée qui dirigeait tous mes déplacements. [...]. À ma grande surprise, je voyais tout en même temps, j'avais une vision à 360° ». (Morzelle, 2013, p.26).

Du haut de son perchoir immatériel, Jean Morzelle assista au malaise de l'une des infirmières de l'équipe chirurgicale, puis aux injonctions du chirurgien (le Docteur Serny) pour que le corps inanimé de l'aide opératoire puisse être déplacé, afin de faciliter les allées et venues à proximité de la table d'opération. En outre, son esprit supposément délocalisé ne resta pas confiné à la salle opératoire, ce qui lui permit de découvrir l'environnement de l'établissement.

Lorsqu'il fut rétabli, grâce à ses propres observations, Jean Morzelle put confirmer l'authenticité des détails observés lors de sa décorporation. Ces derniers concernaient les environs du bloc opératoire, mais aussi le garage à vélo et le parc de l'hôpital qu'il avait également explorés durant son EMI. D'autre part, il avait repéré un poste d'eau près de la salle d'intervention et c'est justement à cet endroit, ayant reconnu les lieux, qu'il se serait rendu seul et spontanément, juste après son réveil, cela afin de soulager une soif intense.

Lors de sa convalescence, il fit part de son expérience au chirurgien et lui relata le malaise de l'infirmière auquel il avait assisté, élément que le Docteur Serny confirma, non sans une certaine stupéfaction. Mais l'histoire ne s'arrête pas là, car, à l'occasion de son OBE, le jeune militaire avait aperçu une plaque vissée sous l'un des montants de la table d'opération et sur laquelle apparaissait la mention « *Armes et Cycles de St-Étienne* », ce que le chirurgien semblait ignorer lorsque le miraculé lui en parla. Après que le Docteur Serny eut décidé d'aller vérifier directement dans la salle opératoire, il revint un quart d'heure plus tard totalement abasourdi : la plaque, telle qu'elle avait été décrite par Jean Morzelle, était bien réelle (Morzelle, 2013, p.41).

Malgré la sincérité indiscutable de l'auteur de ce récit incroyable et sans doute de l'immense majorité des expérienceurs, le caractère imprévisible des EMI compromet la vérification reproductible de l'inscription des récits hors du corps dans notre réalité. À ce jour, il n'existe pas de données empiriques permettant d'attester la véracité de cette inscription. C'est toutefois au sein de ce chevauchement, entre le vécu expérientiel et les éléments possiblement inscrits dans la réalité spatio-temporelle, que les partisans du modèle dualiste, défendant le concept d'une conscience extraneuronale[1], cherchent la preuve de leur hypothèse.

L'un des objectifs de l'étude multicentrique AWARE[2], dirigée par le britannique Sam Parnia, était de démontrer l'authenticité des sorties hors du corps à partir de ce chevauchement, en plaçant des cibles visuelles dans les salles de réanimation des hôpitaux participant à l'étude (Parnia et al., 2014). Ces cibles étaient disposées en hauteur afin qu'elles ne puissent être aperçues par les soignants et les patients réanimés. Sur 2060 sujets ayant bénéficié d'une réanimation cardio-respiratoire, 330 survécurent, dont 140 furent éligibles pour être étudiés. Seulement neuf d'entre eux rapportèrent de véritables EMI, dont deux purent décrire des perceptions auditives ou visuelles. Malheureusement, les salles dans lesquelles ces deux patients avaient été réanimés étaient dépourvues de cible.

---

[1] Ce terme est emprunté au Docteur Jean-Jacques Charbonier, spécialiste reconnu des EMI (Charbonier, 2017).

[2] L'étude AWARE (AWAreness during Resuscitation) a été menée aux Etats-Unis et en Grande-Bretagne.

En 2001, dans la prestigieuse revue internationale *The Lancet*, une équipe hollandaise, dirigée par le cardiologue Pim Van Lommel, a publié une étude prospective portant sur 344 patients ayant fait l'objet d'une réanimation dans le cadre d'un arrêt cardiaque (Van Lommel et al., 2001). Dix-huit pour cent d'entre eux (62 patients) faisaient état d'un vécu compatible avec une EMI, avec, pour certains (24%), une sortie de corps.

Les auteurs rapportent, en particulier, le cas d'un jeune homme ayant expérimenté une EMI alors qu'il était en état de mort clinique, suite à un arrêt cardio-respiratoire. Ce patient présenta une OBE au cours de laquelle il aurait assisté à sa propre réanimation et observé l'infirmière de l'équipe médicale retirer son appareil dentaire pour permettre l'intubation orotrachéale. Les soins prodigués ayant été profitables, il put sortir des soins intensifs une semaine plus tard, avant d'intégrer le service de cardiologie dans lequel était postée l'infirmière qui avait participé à sa réanimation. Le jeune rescapé l'ayant reconnue, il lui annonça l'avoir observée lorsqu'elle lui avait retiré son dentier, tout en lui indiquant, exactement, l'endroit où elle l'avait rangé (le tiroir d'un chariot à pansement). Bien que cette observation soit issue d'une revue internationale réputée, il est évident qu'elle ne peut constituer une preuve suffisante pour attester de l'authenticité de cette sortie de corps présumée, car, pour qu'une preuve scientifique puisse être reconnue en tant que telle, cela implique un protocole expérimental contrôlé et une reproductibilité du phénomène étudié.

C'est ce que Sylvie Dethiollaz et Claude-Charles Fourrier, de *l'institut suisse des sciences noétiques*, tentent depuis plus de dix ans en étudiant, entre autres, le cas d'un homme, Nicolas Fraisse, capable d'expérimenter spontanément des sorties de corps (Dethiollaz & Fourrier, 2020). Bien que ces dernières ne surviennent pas à l'occasion d'une EMI, elles présentent de nombreuses similitudes avec celles vécues par les expérienceurs. Dans le contexte de ces recherches, une expérience a particulièrement retenu notre attention : il s'agissait pour les auteurs de démontrer, sous le contrôle d'un huissier, la capacité de Nicolas Fraisse à recueillir des informations inaccessibles à partir du lieu où il se trouvait. Des images diverses, non connues des chercheurs et sélectionnées de manière aléatoire par un ordinateur, étaient projetées dans une salle adjacente à celle dans laquelle avait été installé le sujet de l'expérimentation, celui-ci ayant pour mission de les visualiser à l'occasion d'une OBE.

Le protocole s'est heurté au caractère aléatoire et difficilement contrôlable du trajet de la conscience supposément délocalisée, compromettant, pour certaines décorporations, la capacité de Nicolas Fraisse à atteindre mentalement la pièce projetant les images. D'autres essais ont échoué en raison d'une impossibilité à déclencher une sortie hors du corps. Ainsi, 33 tentatives sur 40 sont restées infructueuses, mais lorsque Nicolas est parvenu à expérimenter une décorporation et à atteindre mentalement la pièce dans laquelle étaient projetées les cibles visuelles (à sept reprises), il aurait alors été en capacité de les décrire sans erreurs. Fait important, d'après les investigateurs, dans les 33 essais négatifs, contrairement aux sept essais positifs, il n'avait pas prétendu avoir vu l'image.

Cette étude, qui n'a malheureusement pas été publiée dans une revue scientifique à comité de lecture, reste unique et ne concerne qu'un seul cas, ce qui lui confère une faible puissance scientifique. Elle n'en demeure pas moins troublante et il serait intéressant de tester le caractère reproductible de ces résultats, dans des conditions contrôlées et par une équipe différente. On peut cependant douter de la reproductibilité du long travail préparatoire mis en place par Sylvie Dethiollaz et Claude-Charles Fourrier pour mettre en confiance Nicolas Fraisse, condition semble-t-il nécessaire pour la réussite du protocole.

De manière plus générale, comme cela est détaillé par Thomas Rabeyron (2023) dans son ouvrage « Codex anomalia », il semblerait que le cadre épistémologique de la science académique ne soit guère adapté à la recherche dans le domaine des expériences extraordinaires et des phénomènes Psi[1]. Cette inadaptation serait liée, notamment, à l'impact potentiel des *croyances* des investigateurs sur les résultats de ce type de recherche, mais également au caractère *élusif* de ces objets d'étude dans les conditions expérimentales. Ceci tendrait à limiter la reproductibilité des effets statistiquement significatifs, compromettant, de ce fait, la mise en évidence des phénomènes Psi d'un point de vue scientifique et menant les chercheurs à une « impasse épistémologique » (Rabeyron, 2023, p.89). Il a même été avancé que cette dimension élusive puisse être le fait d'une intelligence qui se jouerait des chercheurs (Rabeyron, 2023, p.55). Bien que nous ne soyons entièrement convaincu par cette hypothèse, on ne peut s'empêcher de penser aux deux seuls expérienceurs ayant rapporté des perceptions visuelles dans le cadre de l'étude AWARE et qui, par le plus grand des hasards, ont été réanimés dans des salles dépourvues de cible visuelle !

2. La phase “transcendante” :

Cette phase fait référence à plusieurs éléments phénoménologiques qui peuvent suivre la décorporation ou initier l'EMI. Il existe une homogénéité relative des récits

[1] Le terme *Psi* est issu de la parapsychologie et il désigne des phénomènes psychiques incluant les *perceptions extrasensorielles* (télépathie, clairvoyance, précognition) et la *psychokinèse* (effets de la pensée sur la matière inerte ou biologique).

la concernant, laissant supposer une trame expérientielle globalement commune, mais dont la richesse serait variable d'un sujet à l'autre.

- Le tunnel et la lumière :

Le sujet peut avoir la sensation de pénétrer ou d'être aspiré puissamment dans un tunnel dont l'aspect est relativement polymorphe selon les récits (Blackmore & Troscianko, 1989). Apparaîtrait ensuite, de manière progressive, la fameuse lumière qui, en dépit d'une puissance indescriptible, serait paradoxalement non éblouissante. Cette lueur grandissante représente l'aboutissement de l'expérience, au cœur même de sa source et à l'apogée de son caractère inénarrable. Cette rencontre lumineuse, parfois qualifiée d'orgasmique et irréductible à une simple perception visuelle, semble irradier les témoins d'un amour titanesque et inconditionnel (Moorjani, 2012/2022, p.94). Certains d'entre eux seraient prêts à quitter définitivement leurs proches, progéniture comprise, afin de fusionner à jamais au sein même de cette mystérieuse entité. Lors du récit de l'expérience, il n'est pas rare que l'évocation de la lumière soit accompagnée d'une émotion intense, rémanence sensorielle ponctuant l'acte narratif et induite par le souvenir de cette clarté prodigieuse aux allures divines.

- La rencontre de défunts :

Au cours de la phase transcendante et habituellement associée à la vision du tunnel et de la lumière, peut survenir la rencontre de défunts, familiers de l'expérienceur (Kelly, 2001 ; Van Lommel et al., 2001), avec lesquels s'instaure une communication de type télépathique, sans langage, médiée par des ressentis indéfinissables (Jourdan, 2021, pp.64-65). Fait remarquable, il s'agit parfois de personnes disparues peu de temps avant l'expérience et dont le décès était ignoré du témoin (Long, 2014). La rencontre de défunts inconnus de l'expérienceur serait également possible (Greyson, 2010) : par exemple, certains racontent avoir croisé des aïeux qu'ils auraient identifiés, en post-expérientiel, grâce à des portraits photographiques, correspondances bien évidemment invérifiables scientifiquement. Enfin, il semblerait que la rencontre de personnes décédées soit plus fréquente chez les sujets dont l'état de santé a été jugé comme étant sévère durant l'EMI, c'est-à-dire chez ceux ayant véritablement frôlé la mort (Kelly, 2001).

- La revue de vie :

Au cours de cette phase, dont l'incidence est faible, l'expérienceur assiste au déroulement de son existence en intégralité, éventuellement en présence d'un *être de lumière*, le plus souvent bienveillant et faisant preuve d'un certain sens de l'humour. Le sujet n'expérimente pas la revue de vie comme un simple témoin de son histoire dont les images défilent dans les moindres détails, au contraire, il y prend part émotionnellement et peut ressentir les conséquences de ses actes passés, en éprouvant les sentiments déclenchés chez l'autre (Long, 2014). Bien que, dans la majorité des cas, la revue de vie ne soit pas vécue de manière culpabilisante, une profonde remise en question est habituelle pour le sujet et cela participe aux bouleversements subjectifs durables, classiquement observés après une EMI.

- Le retour :

La phase transcendante se termine par la réintégration du *corps physique*, parfois à la suite d'une injonction faite par une entité spirituelle ou un proche décédé, indiquant à l'expérienceur que son heure n'est pas venue et qu'il doit retourner ici-bas pour accomplir ses missions terrestres. Au-delà d'une très profonde déception de n'avoir pu rester dans la lumière, le retour dans le corps est fréquemment décrit comme déplaisant, avec la sensation d'une enveloppe corporelle trop étroite et inconfortable, à laquelle peut s'ajouter la réapparition brutale d'éventuelles douleurs physiques. Cette reviviscence charnelle semble dévoiler au sujet les désagréments de l'incarnation et provoque un sentiment d'incomplétude vis-à-vis des perceptions tissulaires offertes par le corps pour appréhender la réalité du monde.

3. Niveau de conscience pendant l'EMI :

Une impression de conscience accrue, caractérisée par une amplification des capacités cognitives et perceptives, est communément rapportée par les témoins d'EMI (Long, 2014 ; Van Lommel, 2011 ; Greyson, 2010), y compris lorsque l'expérience survient dans le contexte d'un état de mort clinique ou d'une anesthésie générale (Long, 2014). Il en résulte un sentiment intense de réalité (Martial et al., 2020 ; Schwaninger et al., 2002) induisant, chez le sujet, la conviction inébranlable de l'authenticité du contenu expérientiel, associée au rejet, parfois radical, de l'hypothèse onirique ou hallucinatoire. De surcroît, les souvenirs en lien avec une EMI persistent dans le temps, y compris deux décennies après l'expérience initiale (Greyson, 2007), et ils se composent de détails significativement plus nombreux en comparaison de ceux basés sur des faits réels ou relatés consécutivement à un coma (Thonnard et al., 2013).

4. La subjectivité durant l'EMI :

Dans l'étude hollandaise citée précédemment (Van Lommel et al., 2001), le ressenti d'émotions positives et la conscience d'être mort représentaient les deux éléments narratifs les plus couramment rapportés (un peu plus de la moitié des témoignages pour chacun d'entre eux).

Plus récemment, l'équipe du *Coma Science Group* de Liège a analysé 154 récits d'EMI (Martial et al., 2017) dont 80% faisaient état d'une sensation de paix au cours de l'expérience.

À ces ressentis vécus agréablement, peut s'associer une forme d'évanescence de l'identité, au profit d'un sentiment d'union cosmique (Jourdan, 2021, pp.156-157). Ce vécu procure au sujet la sensation de fusionner avec l'univers, au point de se ressentir ontologiquement rattaché à un grand tout, comme s'il devenait toutes les choses du monde, partout à la fois, avec corrélativement l'impression d'un accès sans limite à la connaissance.

5. Les EMI like :

La plupart des EMI déclarées surviennent alors que le sujet est dans une situation somatique critique (arrêt cardiaque, noyade, électrocution, etc.), mais il ne s'agit pas d'une condition nécessaire. Elles peuvent aussi survenir dans un contexte émotionnel intense, voire à l'occasion de certaines pratiques telles que la méditation. Ces EMI like (Jourdan, 2021, p.119), qui semblent en tout point similaires à celles déclenchées par une menace vitale, représentent un tiers des témoignages recueillis par l'IANDS-France[1]. Cette proportion pourrait être en réalité plus importante, car les sujets qui les ont vécues sont sans doute moins enclins à les relater, la médiatisation portant essentiellement sur les EMI contemporaines d'un risque vital.

La science basée sur les preuves a démontré, dans les limites des moyens dont elle dispose pour appréhender un phénomène subjectif, une similitude entre les EMI

---

[1] L'IANDS-France est la branche française de *l'International Association for Near-Death Studies* et elle est présidée par le Docteur Jean-Pierre Jourdan.

associées à un danger vital et celles survenant en dehors de tout péril imminent. Une étude a analysé et comparé 190 témoignages d'EMI qui ont été répartis, en fonction du contexte de survenue de l'expérience, dans quatre groupes (Charland-Verville et al., 2014) : trois groupes composés, au total, de 140 témoignages émanant d'expérienceurs ayant présenté une EMI au cours de comas traumatiques, anoxiques ou de causes autres (comas métaboliques, chocs septiques, overdoses, tentatives de suicide, etc.) ; un quatrième groupe incluant les témoignages de ceux ayant vécu une EMI like (50 témoignages). Contre toute attente, il n'a pas été retrouvé de différence significative dans le contenu et l'intensité des témoignages du quatrième groupe, en comparaison des trois autres. Aussi, cette étude suggère qu'une EMI peut éventuellement survenir en l'absence de dommage cérébral et/ou de menace vitale, un constat qui va à l'encontre de certaines interprétations psychanalytiques, lesquelles considèrent ces expériences comme une manifestation défensive de l'inconscient ayant pour fonction de faire barrage à l'angoisse générée par le sentiment de mort imminente. La plupart des interprétations neurobiologiques sont également fragilisées par cette étude dont les résultats nous incitent à penser qu'une souffrance cérébrale n'est pas nécessairement requise pour que survienne une EMI.

- Les bouleversements à la suite d'une EMI -

La conviction d'une conscience immortelle et d'une mission terrestre centrée autour de *l'amour* participe aux changements subjectifs couramment observés à la suite d'une EMI. L'étude hollandaise de Pim Van Lommel et collaborateurs (2001) a montré que les survivants d'un arrêt cardiaque, ayant vécu une EMI, présentaient en post-expérientiel, en comparaison du groupe contrôle[1], significativement moins d'inquiétude vis-à-vis de la mort, une croyance accrue dans une forme d'immortalité, un intérêt pour le sens de la vie et davantage d'empathie pour autrui. Ces modifications de personnalité persistaient au moins huit ans après la réanimation.

Ainsi, les EMI semblent laisser une empreinte indélébile, une marque subjective tracée par cet amour gigantesque vécu dans la lumière. Les sujets ayant été exposés à cette source mystérieuse adoptent habituellement un changement radical de leur mode de vie, souvent pour exercer une activité leur permettant de prendre soin des autres, en privilégiant les rapports humains et la solidarité, ceci au détriment d'un mode de vie consumériste et individualiste (Jourdan, 2021, pp.150-151). L'acte d'aimer devient primordial pour la plupart des témoins de la phase transcendante et c'est dans cette donation d'amour que bon nombre d'entre eux reconnaissent le sens véritable de la vie. La durée relativement brève d'une EMI, certaines d'entre elles pouvant ne pas excéder quelques secondes, rend particulièrement étonnantes l'ampleur et la pérennisation des changements, parfois radicaux, dans les valeurs de celles et ceux qui ont rencontré la lumière.

Ces bouleversements sont potentiellement source de souffrance et bien que l'EMI puisse être décrite comme la plus belle expérience qui ait été donnée à vivre, ce séisme spirituel est lourd à porter. Nombreux sont ceux qui en payent le prix lors du retour à la vie ordinaire : dépressions, divorces et autres conséquences personnelles difficiles peuvent marquer l'histoire de vie post-EMI. L'incompréhension de l'entourage, du médecin, voire même des représentants religieux participe au sentiment de solitude que peuvent éprouver certains expérienceurs qui,

---

[1] Dans cette étude, le groupe contrôle correspond aux patients réanimés qui n'ont pas vécu d'EMI.

parfois, n'ont d'autres choix que de se taire et de vivre en secret les réminiscences sensorielles que l'expérience a inscrites au plus profond d'eux-mêmes.

- Un sujet tabou -

Si les EMI rapportées sont majoritairement vécues positivement, d'autres peuvent être désagréables, voire traumatisantes pour les sujets qui les expérimentent. Les EMI dites *négatives* représentent environ 14% de celles déclarées (Cassol et al., 2019 ; Martial et al., 2020), ce qui est loin d'être négligeable. Certains auteurs font état d'une fréquence plus élevée aux alentours de 20% (Lindley, Bryan, & Conley, 1981).

Les EMI négatives sont classées en trois groupes selon Bush et Greyson (2014), classification qui a été reprise par l'équipe du *Coma Science Group* de Liège (Cassol et al, 2019) :

- **Les EMI inversées :** il s'agit d'expériences, déjà décrites par Ring en 1984 (as cited in Cassol et al., 2019), qui se composent des caractéristiques courantes des EMI, à la différence qu'elles sont vécues comme hostiles ou menaçantes.

- **Les EMI vides :** elles associent un sentiment massif de solitude avec la sensation que cette situation perdurera pour l'éternité. Un sentiment aigu de non-existence est également décrit (Greyson & Bush, 1992).

- **Les EMI infernales :** Elles conjuguent des éléments phénoménologiques des deux formes négatives précédentes, auxquels s'ajoute l'impression d'être projeté dans un décor angoissant et d'une extrême laideur, avec parfois la rencontre d'entités malveillantes (figures géométriques, monstres, etc.) exprimant des moqueries, de l'agressivité, de la violence, voire des sévices corporels d'une grande cruauté. Une odeur profondément nauséabonde et/ou des sons terrifiants peuvent accompagner cette expérience traumatisante (Bush & Greyson, 2014). Certains témoins de ces EMI infernales signalent avoir croisé des êtres plongés dans une détresse extrême, avec un sentiment d'impuissance totale à leur endroit (Cassol et al., 2019).

Sur une population de 123 expérienceurs, il a été mis en évidence une prédisposition aux EMI négatives chez ceux ayant vécu l'expérience à l'occasion d'une tentative de suicide (Cassol et al., 2019). Ces derniers, au nombre de cinq dans cette étude, ont présenté une version négative pour quatre d'entre eux. D'autre part, parmi les 17 sujets ayant décrit une EMI négative, un tiers environ faisaient état d'émotions positives lors de la première phase de l'expérience, avec, secondairement, une inversion de la tonalité affective du vécu. Il faut noter que les auteurs retrouvaient une prévalence identique d'EMI inversées et infernales (47% des EMI négatives pour chacune d'entre elles) et une rareté relative des EMI vides (6%, un seul cas), des résultats non corrélés à des données plus anciennes qui laissaient penser que les formes inversées étaient les plus fréquentes et les EMI infernales relativement rares.

Nancy Evans Bush et Bruce Greyson, spécialistes des EMI, reconnaissent le caractère traumatisant de ces expériences et décrivent trois types de réactions psychologiques adoptées par celles et ceux qui les ont vécues (Bush & Greyson, 2014). Le plus souvent, le sujet interpréterait l'expérience comme un avertissement divin, lui donnant l'occasion de changer ses comportements futurs. Contrairement à ce qui est observé à la suite d'une EMI positive, l'orientation vers une communauté religieuse serait habituelle. Des mécanismes de défense réductionnistes sont également possibles, et ce, afin de répudier le sens apparent de l'EMI, au profit d'une interprétation pharmacologique et neurobiologique. Ce réductionnisme protecteur n'induirait aucune remise en question, avec finalement peu d'impact psychologique pour le sujet. Enfin, dans certains cas, une expérience négative pourrait générer un authentique traumatisme, sans que le sujet ne soit en capacité d'aménager de processus défensifs. Ceci induirait une morbidité psychique significative et prolongée dans le temps, du fait du caractère inaltérable du souvenir de l'expérience.

Il faut reconnaître que les EMI négatives, contrairement à celles vécues agréablement, sont très peu médiatisées. On peut aisément comprendre cette réticence, eu égard à la phénoménologie traumatisante détaillée précédemment et qui vient malheureusement assombrir le mythe paradisiaque auquel s'accrochent toutes celles et tous ceux qui rêvent d'une vie après la mort. Cependant, une médiatisation plus large de ces expériences éprouvantes faciliterait sans doute leur verbalisation. On ne peut qu'encourager les expérienceurs qui les ont vécues à se confier auprès d'un proche de confiance ou même d'un professionnel de santé, étape cruciale pour en dédiaboliser le contenu et permettre d'initier un travail sur le traumatisme engendré.

- Arguments et controverses matérialistes -

1. Interprétation matérialiste des sorties de corps :

Des travaux ont suggéré que les sensations de décorporation et la vision autoscopique qui leur est associée pourraient être liées à une mauvaise intégration des informations proprioceptives, tactiles et visuelles, à la suite d'altérations cérébrales de la région temporo-pariétale (Blanke, 2004 ; Blanke, Landis, Spinelli, & Seeck, 2004). Celle-ci, impliquée dans la conscience du mouvement et de la localisation des membres, a été retrouvée comme anormalement active chez des patients épileptiques ou cérébrolésés expérimentant une OBE. La stimulation électrique du gyrus angulaire droit du cerveau serait également susceptible de déclencher des sensations de sortie de corps (Blanke, Ortigue, Landis, & Seeck, 2002).

Ces données sont mises en avant par le camp des matérialistes comme une preuve plaidant en faveur du caractère imaginaire des décorporations rencontrées lors d'une EMI et de l'existence de corrélats neuronaux leur étant affiliés. Il faut toutefois remarquer que les expériences de sortie de corps relatées plus haut, celles qui accompagnent une épilepsie ou une stimulation stéréotaxique, semblent davantage se rapprocher d'une distorsion de la perception corporelle et spatiale, générant une forme d'autoscopie, mais qui reste partielle. Le patient ne se sent pas véritablement désincarné et il continue à percevoir son environnement à partir de son corps physique (De Ridder, Van Laere, Dupont, Menovsky, & Van de Heyning, 2007). Lors de ces phénomènes autoscopiques, le sujet peut par exemple avoir la sensation de s'enfoncer dans son lit ou de ressentir que le haut de son corps se déplace vers ses membres inférieurs, ou même que ces derniers se raccourcissent (Greyson, Fountain, Derr, & Broshek, 2014). *A contrario*, les sorties de corps contemporaines d'une EMI, comme indiqué précédemment, sont associées à un véritable vécu de désincarnation avec une perception visuelle d'une extrême précision et la faculté de se déplacer dans l'espace, mais aussi de traverser la matière, une phénoménologie tout à fait différente de celle rencontrée dans le contexte d'une épilepsie ou d'une stimulation cérébrale.

Sur la base d'une évaluation standardisée à partir du questionnaire utilisé pour le diagnostic des EMI, d'autres auteurs ont affirmé la stricte similitude des OBE déclenchées par une épilepsie de la région temporo-pariétale, avec celles survenant à l'occasion d'une expérience proche de la mort (Hoepner et al., 2013). Ces chercheurs sous-entendent le caractère hallucinatoire des décorporations dans leur ensemble et un substrat neurophysiologique commun situé dans la région temporo-pariétale droite.

Une étude contradictoire, réalisée là encore chez des patients épileptiques et dirigée par Bruce Greyson, a analysé des récits relatant des sorties de corps survenues lors de crises épileptiques (Greyson et al., 2014). Dans ce travail, les manifestations subjectives associées à ces crises ont été étudiées chez 100 patients, à l'aide de l'échelle standardisée des EMI, mais également à l'occasion d'un entretien permettant une description narrative libre. Parallèlement, les tracés électroencéphalographiques étaient analysés afin de définir précisément le type de crise comitiale pour chaque patient. Au total, 55 sujets faisaient part d'expériences subjectives, expériences qui, pour la majorité d'entre elles, correspondaient à des ressentis sensoriels brefs et fragmentaires, plutôt qu'à un récit cohérent. Le score moyen évalué par l'échelle standardisée des EMI était très faible (1,72 ; positivité à partir de 7) et la plupart des patients décrivaient ces manifestations subjectives comme désagréables (peur, tristesse, anxiété, etc.). Aucun d'entre eux n'a rapporté de pensées accélérées, de sentiment de joie, de sensation d'union cosmique, de rencontre de défunts ou d'entités spirituelles. Sept sujets faisaient état d'une sortie de corps, sans qu'ils puissent se souvenir des détails, et la majorité (6 sur les 7 patients) n'avait pas interprété ces décorporations comme réelles. Entre les patients ayant vécu une OBE et ceux du groupe contrôle (composé des patients épileptiques n'ayant pas expérimenté de décorporation), les auteurs n'ont pas retrouvé de différence significative en termes de localisation et de latéralisation du foyer épileptique. Ils soulignent, notamment, l'absence de corrélation entre la survenue d'une sortie de corps et la topographie temporo-pariétale droite de l'épilepsie.

2. Une théorie ancienne pour expliquer le tunnel et la lumière :

Pour rendre compte de cette phase de l'expérience transcendante, certains auteurs, d'obédience matérialiste, ont imaginé un mécanisme en lien avec une désinhibition corticale générée par l'anoxie cérébrale[1]. Le cortex visuel est organisé de telle façon qu'il existe une concentration importante de projections nerveuses corticales émanant du centre de la rétine, au détriment de sa partie périphérique. Il a ainsi été supposé que, dans un contexte anoxique[2], en raison de la singularité de cette innervation rétinienne, une excitation cérébrale aléatoire, favorisée par le manque d'oxygène tissulaire, puisse potentiellement produire un « effet tunnel », c'est-à-dire une sensation de lumière intense au centre du champ visuel, s'estompant en périphérie (Blackmore & Troscianko, 1989).

Il faut d'emblée reconnaître qu'une telle hypothèse évacue le sentiment d'amour incommensurable vécu par les expérienceurs, sentiment pourtant indissociable de cette énergie lumineuse et qui en représente même la caractéristique primordiale dont s'originent, en partie, les effets psychiques post-EMI. La lumière décrite par les témoins engage plusieurs dimensions sensorielles, de nature affective et cognitive, incontestablement

---

[1] Apport insuffisant d'oxygène au cerveau.

[2] Diminution de la quantité d'oxygène dans le sang.

irréductibles à une simple expérience scopique. Sans exclure la responsabilité potentielle d'un substrat matériel exclusif à ce vécu mystique, au regard de l'intensité émotionnelle et des chamboulements subjectifs durables qu'il déclenche chez celles et ceux qui en témoignent, force est de constater la fadeur à laquelle sont vouées toutes les hypothèses réductionnistes formulées pour en expliquer les mécanismes de survenue. Tenter de rendre compte du substrat matériel de la phase transcendante, tout particulièrement de celui qui sous-tend le vécu extraordinaire ressenti dans la lumière, relève d'un véritable défi pour la science matérialiste. D'autre part, l'existence même des EMI like, qui apparaissent en l'absence de préjudice corporel et d'anoxie cérébrale, invalide l'hypothèse neurophysiologique relative à l'excitation aléatoire du cortex visuel et à la formation d'un « effet tunnel » construit matériellement par le manque d'oxygène.

3. Activité neuronale chez des patients en arrêt cardiaque :

Des travaux anciens suggéraient l'absence d'activité électroencéphalographique au niveau du cortex cérébral, ceci environ 10 à 20 secondes après un arrêt cardiaque (DeVries, Bakker, Visser, Diephuis, & van Huffelen, 1998). Ces données, en tenant compte des performances cognitives qui accompagnent les EMI chez des patients en état de mort clinique, représentaient un argument sérieux en faveur de l'origine non neuronale de la conscience et de la validité de l'axiome post-matérialiste[1]. Toutefois, les progrès récents dans la compréhension des processus

[1] Comme précisé précédemment, le post-matérialisme postule que la conscience n'est pas produite par le cerveau. La survenue d'une activité mentale consciente, en l'absence d'activité électrophysiologique au niveau cérébral, vient renforcer cette hypothèse.

menant à la mort du tissu cérébral ont permis d'invalider l'argument de l'inactivité neuronale péri-mortem. On sait aujourd'hui que dans les suites d'un arrêt de la perfusion cérébrale, du fait d'une ischémie globale secondaire à la chute de la pression tissulaire en oxygène, une inactivité électrique survient, mais de manière transitoire (Dreier et al., 2018). Ce silence électrique, induit par une hyperpolarisation cellulaire[1], aurait pour objectif physiologique la freination de la consommation énergétique des neurones, afin de favoriser leur survie. À la suite de ces mesures d'austérité biologique, lorsque la cellule est vidée de ses ressources (environ une à cinq minutes après le début du silence électrique), une vague de dépolarisation apparaît à partir d'un ou de plusieurs foyers, avant de se propager à l'ensemble du tissu cérébral. Cette *onde terminale*, cri de détresse d'une matière agonisante, marque l'initiation de profondes modifications dans la concentration des ions, ainsi que des neuromédiateurs, au sein de la cellule et du secteur extracellulaire, amorçant de ce fait le processus de toxicité cérébrale, avant la mort neuronale.

Si ces connaissances sur la neurophysiologie du cerveau anoxique ont été acquises grâce à l'expérimentation animale, une équipe de recherche allemande a récemment démontré leur validité chez l'homme (Dreier et al., 2018). Pour cela, les chercheurs ont analysé les tracés électrophysiologiques cérébraux de neuf patients hospitalisés en soins intensifs, avec un pronostic qui justifiait de suspendre les thérapeutiques actives, dont la ventilation mécanique, entraînant, dans un délai variable, l'arrêt de l'activité myocardique. Ce faisant, ils ont pu confirmer la survenue de cette vague de dépolarisation après une première phase de silence électrique. Bien évidemment, les sceptiques se sont emparés de ces données

[1] Une hyperpolarisation cellulaire rend les neurones moins excitables, ce qui limite la formation des potentiels d'action.

neurophysiologiques pour attester de la possibilité d'une activité cérébrale dans le contexte d'un arrêt cardiaque et de la probabilité de corrélats neuronaux affiliés aux EMI. Néanmoins, cet argument est fragile, car ces expériences peuvent survenir en dehors de tout contexte d'anoxie cérébrale, condition pourtant requise pour que puisse émerger cette excitation neuronale terminale. D'autre part, même en considérant comme réversible la souffrance des cellules nerveuses qui suit la vague de dépolarisation terminale (ce qui permettrait au sujet de raconter *a posteriori* une éventuelle expérience subjective lui étant contemporaine), il apparaît difficile d'imaginer la genèse d'une expérience de conscience augmentée, prototypique et organisée, à partir d'une activité neuronale explosive et symptomatique des prémices de la mort cellulaire.

Dans les années qui ont précédé cette publication allemande, dans le cadre d'une étude chez le rat, une équipe de l'université du Michigan a mis en évidence la présence d'une activité cérébrale diffuse et organisée, compatible avec un état d'éveil, dans les 30 secondes qui ont suivi le déclenchement d'un arrêt cardiaque expérimental (Borjigin et al., 2013). En 2023, la même équipe de chercheurs a enregistré l'activité électroencéphalographique de quatre patients comateux qui, en raison d'un pronostic vital sérieusement engagé, ont fait l'objet d'une limitation des thérapeutiques actives, avec arrêt de l'assistance ventilatoire (Xu et al., 2023). Une activité cérébrale intense de haute fréquence, similaire à celle observée lors d'un état conscient, a pu être recueillie chez deux de ces patients, quelques secondes après l'arrêt du respirateur artificiel. Cette activité siégeait, en particulier, au niveau de la jonction des lobes temporaux, pariétaux et occipitaux, c'est-à-dire dans une zone susceptible d'être activée lors du rêve ou à l'occasion d'hallucinations visuelles.

Un autre article, publié l'année précédente, relatait quant à lui l'enregistrement fortuit de l'activité cérébrale perimortem chez un homme de 87 ans, victime d'un hématome sous-dural ayant occasionné une épilepsie secondaire. Ce patient est malheureusement décédé d'un arrêt cardiaque durant l'examen électroencéphalographique (Vicente et al., 2022). Dans les 30 secondes qui ont suivi son passage en mort clinique, des ondes cérébrales, se rapprochant de celles observées lors d'un rêve ou d'une pratique méditative, ont pu être enregistrées.

L'ensemble de ces données observationnelles est venu compromettre l'un des arguments majeurs utilisés par les tenants de l'hypothèse dualiste pour démontrer la possibilité d'une vie mentale dissociée du fonctionnement neuronal. Toutefois, ces trois dernières publications, parmi les premières à prouver l'éventualité d'une activité cérébrale intense et organisée dans le contexte d'un état de mort clinique, ne représentaient qu'un moindre mal pour les théories dualistes, car le pire restait à venir… très récemment, le coup de grâce fut porté par la publication des résultats de l'étude prospective et multicentrique AWARE 2, dirigée par Sam Parnia (2023). Ce travail avait pour objectif de réaliser, au cours de la réanimation de patients victimes d'arrêts cardiaques intra-hospitaliers (n = 567), des enregistrements de l'activité électroencéphalographique (EEG), couplés à une mesure de l'oxygénation cérébrale. Parallèlement à ce recueil de données[1], la plupart des sujets de l'étude (n=365) étaient équipés, pendant la réanimation, d'un écran/tablette affichant une image sélectionnée aléatoirement par un logiciel, ceci dans l'espoir que certains survivants, à la suite

[1] Les enregistrements EEG n'ont été possibles que chez 85 patients et interprétables chez seulement 53 d'entre eux, dont 49 ont bénéficié parallèlement d'une mesure de l'oxygénation cérébrale.

d'une éventuelle décorporation, soient en capacité de décrire cette image aux investigateurs.

Sur les 53 survivants de cette cohorte, 28 ont été interrogés individuellement, dont 11 rapportaient des souvenirs relatifs à leur réanimation et ils étaient six à faire état d'un vécu compatible avec une EMI. Aucun patient n'a pu décrire l'image projetée par la tablette, mais ce résultat est à interpréter en tenant compte du fait qu'un seul survivant témoigna d'une sortie de corps. Aussi surprenant que cela puisse paraître, malgré une anoxie cérébrale profonde, l'analyse globale des données électroencéphalographiques a montré qu'une activité électrique corticale, compatible avec un état de conscience *normal*, pouvait persister jusqu'à *une heure* après le début de la réanimation cardio-pulmonaire.

Ce constat, inédit, révolutionne nos connaissances sur l'état du cerveau lors d'une réanimation et implique des enjeux thérapeutiques considérables pour les patients victimes d'un arrêt cardiaque. Pour autant, et bien que l'étude AWARE 2 ait jeté un énorme pavé dans la mare, il serait prématuré de décréter comme résolu le débat scientifique relatif aux EMI. En effet, le mystère de ces expériences réside davantage dans la dissociation constatée entre, d'une part, le niveau apparent de conscience lors d'un état de mort clinique et, d'autre part, le vécu d'amplification cognitive accompagné d'un sentiment intense de réalité. Si cette acuité sensorielle est non hallucinatoire - ce que semble suggérer la corrélation *présumée* entre le contenu des témoignages relatant des sorties de corps et les éléments du réel - alors le questionnement théorique reste entier. En outre, si l'étude AWARE 2 n'a pu apporter de preuve scientifique en faveur de cette corrélation, elle démontre la possibilité d'un profil d'activité neurophysiologique proche de celui d'un état de conscience *normal et non hallucinatoire,* cela dans le contexte d'un arrêt cardiaque et en dépit de l'absence totale de manifestation d'éveil.

À bien y réfléchir, cette dissociation électro-clinique est tout bonnement abracadabrante, quasiment *mystique* pourrait-on dire, tant elle est susceptible d'ouvrir la voie aux spéculations spiritualistes. Cette activité neurophysiologique, résiduelle et organisée, peut en effet être interprétée comme la dernière manifestation du réel dans le processus de désincarnation, celui d'une conscience supposément immunisée contre la mort du corps. Penser ce résidu d'activité sous l'angle du matérialisme n'est pas plus crédible que de telles supputations. D'ailleurs, au sujet de ce fameux dilemme entre la conception matérialiste de la conscience et celle formulée par ceux qui soutiennent son origine non neuronale, les auteurs de cette publication écrivent : « *The identification of potential electrocortical biomarkers of consciousness doesn't resolve this conundrum, as an association doesn't imply causation* » (Parnia et al., 2023, p.9). Autrement dit, la présence de corrélats neuronaux, contemporains d'une EMI, n'engage pas nécessairement un rapport de cause à effet entre ces deux éléments. Par conséquent, malgré les résultats de cette étude, l'énigme relative à la possibilité d'une conscience résiduelle lors d'un état de mort clinique demeure, semble-t-il, d'actualité.

4. L'argument épileptique :

La sensation d'extase et d'union cosmique décrite par les expérienceurs partage des points communs avec le vécu rapporté par des patients souffrant d'épilepsie partielle *extatique*, une pathologie rare, liée à une activité électrique anormale focalisée dans la région temporale droite de l'encéphale ou dans celle du cortex insulaire antérieur. Ces crises comitiales peuvent entraîner un état modifié de conscience, associant, outre cette impression d'union avec le cosmos, une disparition de toute anxiété et un bien-être profond. Une équipe française a d'ailleurs reproduit des symptômes identiques grâce à une stimulation électrique directe de l'insula antéro-dorsale, chez des patients candidats à une chirurgie de l'épilepsie, avec pour objectif le repérage de la zone à cibler lors de l'acte chirurgical (Bartolomei et al., 2019).

Sainte Thérèse d'Avila, la célèbre religieuse carmélite espagnole du XVIe siècle, qui a relaté ses expériences mystiques dans de nombreux écrits, aurait présenté plusieurs états d'extase au cours de son existence. Des auteurs, dont faisait partie le neurologue Jean-Martin Charcot, rattachèrent ces manifestations à des symptômes psychiatriques, ce qui vaudra d'ailleurs à sainte Thérèse d'Avila d'être nominée par Pierre Janet, à tort ou à raison, comme *l'illustre patronne des hystériques* (De Montmorand, 1906). Un article publié récemment dans la revue internationale *Brain*, sans éliminer la piste psychiatrique, questionne l'éventualité d'une cause épileptique pour rendre compte des états d'extase vécus par la sœur carmélite (Gozlan, 2022 ; Huberfeld, Pallud, Drouin, & Hautecoeur, 2022). Les auteurs supposent qu'ils aient pu être engendrés par des crises comitiales prenant leur source dans l'insula antérieure. Ils font référence, notamment, au *syndrome de Geschwind* qui décrit un type de personnalité associant une grande religiosité, une hypergraphie, une hyposexualité et d'importantes préoccupations éthiques et morales, un syndrome qui peut être associé aux crises partielles extatiques.

Ainsi, cette pathologie nous démontre la possibilité d'un substrat matériel de nature électrophysiologique, sous-tendant la genèse d'expériences subjectives extraordinaires. De surcroît, ce vécu mystique, possiblement corrélé à un foyer épileptogène, semble susceptible de bouleverser à long terme la personnalité des sujets qui l'expérimentent ; le cas singulier de sainte Thérèse en témoigne, si tant est bien sûr que les états d'extase dont elle fut l'objet au cours de son existence aient été authentiquement de nature épileptique. En revanche, le caractère subjectif de ces manifestations ne permet pas d'affirmer scientifiquement leur stricte similitude avec la sensation de paix et d'union cosmique relatée par les expérienceurs. En outre, même en postulant une part phénoménologique commune entre les EMI et les crises comitiales de l'insula antérieure, l'hypothèse dualiste ne s'en trouverait pas pour autant invalidée, car la dualité défendue n'a pas forcément vocation à exclure le tissu neuronal de son rôle physiologique. Pour le dire autrement, l'induction de symptômes extatiques par une activité électrique ciblée sur la région de l'insula antéro-dorsale, que cette activité soit de nature épileptique ou médicalement déclenchée, ne constitue pas une preuve irréfutable en faveur de l'exclusivité neuronale des mécanismes à l'origine d'une telle expérience.

5. Le cas historique et controversé de *Pamela Reynolds* :

Dans un ouvrage publié en 1998 et qui a profité d'une médiatisation inédite, le cardiologue Michaël Sabom (1998) rapporte le cas d'une jeune américaine de 35 ans ayant vécu une EMI, avec sortie de corps, à l'occasion de la prise en charge chirurgicale d'un volumineux anévrisme cérébral, sous le bistouri du chirurgien Robert F. Spetzler. La spécificité du cas Pamela Reynolds tient au fait que la patiente bénéficiait, durant l'intervention, d'une étroite surveillance médicale avec, en particulier, un enregistrement peropératoire électroencéphalographique, associé à une mesure des potentiels évoqués auditifs du tronc cérébral au moyen d'oreillettes dans chacun de ses conduits auditifs externes. D'autre part, pour minimiser le risque de saignement durant l'exclusion chirurgicale de l'anévrisme, l'intervention a nécessité la provocation volontaire d'un arrêt cardiaque transitoire et d'une hypothermie, cette dernière ayant vocation à limiter la souffrance du tissu cérébral induite par le manque d'apport en oxygène au cerveau. Une partie de l'intervention s'est donc déroulée alors que la patiente était en *état de mort clinique* (médicalement provoqué par du chlorure de potassium), incluant une phase au cours de laquelle l'électroencéphalogramme était plat. Du fait des multiples informations recueillies à l'aide du monitoring médical et grâce à la traçabilité des différentes étapes de l'intervention, cette EMI, devenue légendaire, est régulièrement citée comme un argument en faveur du caractère extraneuronal de la conscience et de l'existence d'une vie après la mort.

L'EMI très riche de Pamela Reynolds associe une sortie de corps et une phase transcendante. L'expérience aurait débuté par une décorporation à partir du sommet de son crâne, associée à une perception sonore que cette chanteuse de profession aurait identifiée comme un ré naturel. Au-delà d'un sentiment de conscience accrue, le témoignage de Pamela Reynolds comporte de nombreux détails sur la scène opératoire, détails ayant pu être vérifiés ultérieurement. Elle raconte, en particulier, avoir visualisé la scie à trépaner utilisée par le chirurgien pour ouvrir sa boîte crânienne, outil qu'elle décrit, à juste titre, comme ressemblant à une brosse à dents électrique, ce qui bien évidemment, malgré l'exactitude de cette analogie, est contre-intuitif. De surcroît, la description qu'elle donne de la boîte dans laquelle étaient rangés les embouts de la scie du chirurgien, boîte qu'elle compare à celle que son père utilisait pour ranger ses clés à douilles lorsqu'elle était enfant, est tout à fait pertinente. Dans son témoignage, Pamela prétend avoir entendu, alors qu'elle était sous anesthésie générale, la voix d'une femme, identifiée *a posteriori* comme étant celle de sa cardiologue, déclarant au Docteur Spetzler le faible calibre de ses artères des membres inférieurs et la difficulté à mettre en place les canules intravasculaires nécessaires à la circulation extracorporelle. Elle relate également la réponse du chirurgien suggérant d'utiliser les artères controlatérales. À partir du rapport détaillé de l'intervention, la véracité de ce dialogue a été confirmée par Michaël Sabom.

Le *cas Pamela Reynolds* a fait l'objet de plusieurs controverses scientifiques remettant en question, entre autres, la chronologie de l'EMI par rapport à l'arrêt cardiaque. En effet, l'expérience de sortie de corps semble avoir débuté plus de deux heures avant l'arrêt du cœur et il n'est pas possible d'affirmer scientifiquement, sur la base du monitoring peropératoire et du rapport de l'intervention, que l'EMI se soit produite précisément durant la phase au cours de laquelle l'électroencéphalogramme était plat. D'autre part, les critiques matérialistes opposent à l'interprétation dualiste le fait que Pamela avait probablement bénéficié d'une information détaillée sur l'intervention qui lui avait été proposée ; ayant été consciente à son arrivée en salle d'opération, il est possible qu'elle ait pu, à cette occasion, intégrer des informations relatives à l'environnement chirurgical. Le camp des sceptiques utilise ces deux éléments pour justifier du caractère relativement précis des souvenirs peropératoires de la patiente et suggérer leur origine imaginaire.

Sans rentrer dans le détail des arguments et contre-arguments en faveur d'une inscription de son récit dans la réalité, il est évident que le vécu subjectif peropératoire de Pamela Reynolds rentre dans le cadre d'une EMI. Cette expérience étant survenue sous anesthésie générale, quoi qu'en pensent les sceptiques, l'état de conscience accrue est tout à fait intriguant et il nous semble difficile de l'attribuer à de simples micro-réveils peropératoires, comme cela a été suggéré par l'anesthésiste Gerald M. Woerlee (2011). Celui-ci s'est par ailleurs attaché à démontrer que les sons rapportés par l'opérée ont été entendus et intégrés par l'intermédiaire de son système neuro-auditif, malgré les cliquetis émis par les oreillettes utilisées pour mesurer les potentiels évoqués. Woerlee utilise une publication de 1988, rédigée par Robert F. Spetzler[1], dans laquelle est décrite cette technique de mesure (Spetzler et al., 1988). Pour justifier son scepticisme, il pointe le fait qu'en dépit de la forte intensité des cliquetis (100 décibels), ils occupaient l'espace sonore de la patiente pour seulement un peu plus d'un centième de chaque seconde, ce qui lui laissait un certain temps pour percevoir d'autres sons par le biais de ses capacités oto-neurologiques, via son système physique de perception sonore. Au niveau de l'oreille controlatérale, une deuxième oreillette émettait un son blanc continu de 40 décibels, c'est-à-dire à une intensité moindre que celle d'une conversation entre deux interlocuteurs distants d'un ou deux mètres (60 à 70 décibels d'après Gerald M. Woerlee). D'autre part, le fait que les cliquetis sonores et le son blanc controlatéral n'aient pas été rapportés par Pamela Reynolds est interprété par Woerlee comme un argument en faveur du caractère infra-conscient de ces sons. Il est en effet probable que la courte durée de chaque stimulation sonore n'ait pu permettre leur conscientisation. Le *ré naturel*, entendu au moment de la sortie de corps supposée, et les bourdonnements qui l'ont suivi sont respectivement interprétés par Woerlee comme le bruit de la perceuse puis de la scie pneumatique du chirurgien, ce qui paraît tout à fait plausible, mais n'enlève rien au caractère extraordinaire de cette expérience devenue mythique.

---

[1] Le chirurgien de Pamela Reynolds.

Pour expliquer la retranscription par Pamela Reynolds du dialogue qui a eu lieu entre le chirurgien et celle qu'elle a reconnu comme étant sa cardiologue, les arguments de Woerlee sont moins solides. Ils reposent sur le postulat d'une faible capacité d'insonorisation des oreillettes qui obstruaient les conduits auditifs externes de la patiente, information qui n'est pourtant pas disponible dans le rapport de l'intervention. Pour répondre à ceux qui prétendent que les oreillettes auraient pu agir comme des bouchons d'oreilles, Woerlee indique que la conduction osseuse des sons devait être suffisante pour que ces derniers soient transmis à la cochlée (oreille interne) de l'opérée, via les os de son crâne, avant leur intégration centrale dans les aires de l'audition.

Enfin, notons qu'il attribue aux drogues anesthésiques, en particulier aux morphiniques, la sensation de paix et l'insensibilité à la douleur, ce qui paraît vraisemblable dans le cas présent, mais ne s'applique en aucun cas aux nombreux expérienceurs ayant vécu ces ressentis à l'occasion d'une EMI sans imprégnation pharmacologique.

Pamela Reynolds, aujourd'hui décédée, a-t-elle finalement sombré dans le néant post-mortem auquel les matérialistes nous destinent ? Nous n'en savons trop rien, mais si c'est au sein de la lumière qu'elle repose, les arguments des sceptiques matérialistes, et tout particulièrement ceux de Gérard Woerlee, doivent lui sembler bien terre à terre !

Requiescat in pace.

6. EMI et neurobiologie :

La littérature médicale regorge d'hypothèses neurobiologiques formulées par la science pour expliquer la survenue d'une EMI. On citera, entre autres : la libération d'endorphines (Judson & Wiltshaw, 1983), l'anoxie cérébrale (Blackmore & Troscianko, 1989), l'augmentation de la pression partielle en CO2 et de la kaliémie (Klemenc-Ketis, Kersnik, & Grmec, 2010), l'activation des récepteurs NMDA (Jansen, 1989) ou la diminution d'activité de ces mêmes récepteurs (Kondziella, 2020).

Assez récemment, une analogie a été proposée entre le vécu subjectif contemporain d'une EMI et celui induit par la prise de diméthyltryptamine (DMT), une drogue hallucinogène qui entraîne un état dissocié de conscience. Dans le cadre d'une étude contrôlée (Timmermann et al., 2018), treize volontaires sains ont reçu cette substance par voie intraveineuse à des doses variables, avec pour objectif de déterminer si l'intensité d'éventuelles EMI induites par cette drogue était comparable à celle des EMI classiques. Une semaine avant l'injection de DMT, les sujets de l'expérimentation bénéficiaient de l'administration d'un placebo (sérum salé). Contrairement aux chercheurs, ces volontaires ignoraient dans quel ordre le placebo et la molécule active étaient administrés (étude en simple aveugle). Le score de Greyson[1] était recueilli avant et après l'administration du placebo et de la DMT. Les auteurs font état d'un score supérieur ou égal à sept pour l'ensemble des volontaires après l'administration de la diméthyltryptamine, des résultats comparables à ceux obtenus sur une population de sujets ayant déclaré avoir vécu une EMI sans prise de substances toxiques (groupe contrôle). Ils rapportent néanmoins quelques spécificités pour ces formes pharmaco-induites avec, en particulier, un sentiment d'étrangeté plus intense. D'autre part, la sensation d'approcher un point de non-retour,

[1] L'Échelle de Greyson (1983), qui évalue les composantes cognitives, affectives, transcendantes et paranormales des EMI, est un outil qui fait référence pour leur diagnostic. Elle permet d'élaborer un score qui est plus ou moins élevé selon la richesse de l'expérience. Lorsqu'il est supérieur ou égal à sept, le diagnostic d'EMI est validé.

caractéristique phénoménologique fréquente lors d'une EMI, était plus marquée chez les sujets du groupe contrôle. Les scores de Greyson après l'administration de la DMT étaient significativement plus élevés que ceux recueillis à la suite de l'injection du placebo.

À partir de ces résultats et afin d'expliquer la phénoménologie de ces expériences déclenchées pharmacologiquement, les auteurs évoquent la possibilité d'une activité anormale au niveau du lobe temporal médian. Cette région cérébrale, par l'entremise de la sérotonine, est impliquée dans l'état émotionnel associé aux effets psychédéliques de la DMT. Cette étude permet ainsi d'établir des ressemblances entre la phénoménologie des EMI et celle induite par la prise de cette drogue hallucinogène. Il est cependant étonnant de constater que, lors de la phase placebo, les volontaires présentaient des scores de Greyson relativement élevés, alors qu'ils n'avaient reçu que du sérum physiologique, un agent sans aucune propriété pharmacologique. Ce résultat laisse penser qu'une partie non négligeable des effets mesurés dans la deuxième phase de l'expérience pourrait être expliquée par des phénomènes de suggestion, les volontaires ayant été informés du motif de l'étude préalablement à leur inclusion. D'autre part, dans la dernière étape du protocole - après l'injection de DMT - lorsqu'ils ont complété l'échelle de Greyson, les participants avaient préalablement été évalués par le même questionnaire à trois reprises (avant et après le placebo, puis avant l'injection de DMT). Il est fort probable que la suggestion évoquée précédemment ait été renforcée par ce schéma protocolaire et amplifiée par les effets psychédéliques du verum[1]. D'autre part, on peut questionner la spécificité de l'échelle de Greyson et ainsi la

[1] Dans les essais cliniques contrôlés, le verum correspond au dispositif pharmacologiquement actif (la DMT dans cette étude).

réalité de l'équivalence phénoménologique entre les EMI classiques et celles induites par la DMT. Il faut par ailleurs souligner le caractère idiosyncrasique (propre à chaque individu) des effets psychiques générés par cette drogue hallucinogène, alors que les récits rapportés à la suite d'une EMI non pharmacologique contiennent des éléments récurrents et prototypiques (Martial et al., 2020).

7. Paralysies du sommeil et EMI :

Les paralysies du sommeil sont des manifestations fonctionnelles, classées dans les parasomnies, liées à des phénomènes de chevauchement entre un état d'éveil et de sommeil. Leur mécanisme serait lié à la superposition d'un état vigil et d'une atonie musculaire, identique à celle qui est retrouvée lors du sommeil paradoxal. Cette atonie, empêchant tout mouvement volontaire, intéresse les muscles posturaux, mais respecte le diaphragme (permettant au sujet de respirer) et les muscles oculomoteurs. La libération de glycine, un neuromédiateur inhibant les motoneurones[1], serait responsable de cette atonie (Maranci & Arnulf, 2018). Les paralysies du sommeil sont généralement associées à une peur, souvent intense, une impression d'asphyxie et parfois des hallucinations, vestibulo-motrices en particulier, avec la sensation pour le dormeur d'être en mouvement et de sortir de son corps.

Une étude portant sur 1034 volontaires, recrutés sur une plateforme informatique et issus de 35 pays, a montré une corrélation entre les antécédents d'EMI et la survenue de paralysies du sommeil (Kondziella et al., 2019). Dans ce travail, 27% des participants (n = 289) déclaraient avoir

[1] Cellules nerveuses de la motricité, situées au niveau de la moelle épinière.

vécu au moins une EMI au cours de leur vie[1], dont 34% présentaient des antécédents de paralysie du sommeil avec au moins trois critères diagnostiques[2]. Chez ceux n'ayant jamais vécu d'EMI, ce pourcentage était seulement de 14% (*schéma 3*).

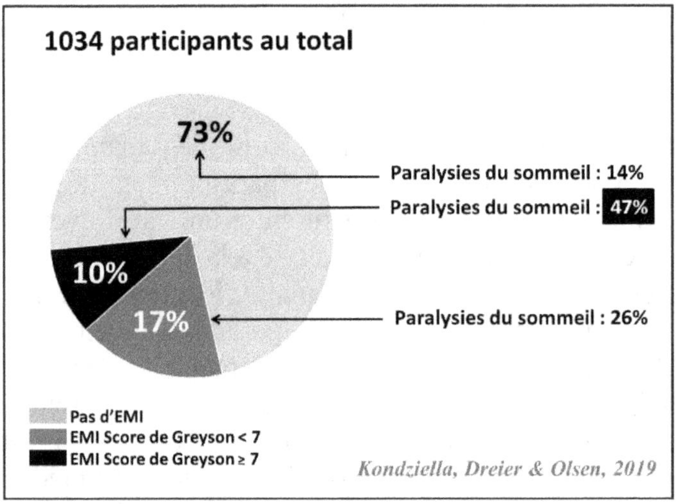

Schéma 3 - EMI et paralysies du sommeil. *D'après les travaux de Kondziella et collaborateurs (2019).*

Ces données suggèrent une prédisposition aux EMI chez les sujets souffrant de parasomnies, laissant présumer des mécanismes neurophysiologiques communs. Dans cette étude, il faut toutefois noter la forte prépondérance des EMI négatives, avec un taux de 73% des EMI déclarées par les

[1] 10% avec un score de Greyson au moins égal à sept et 17% avec un score de Greyson de six ou moins. Cette prévalence est largement supérieure à celle retrouvée en population générale (4%), laissant présumer un biais de recrutement.
[2] 47% en cas d'antécédent(s) d'EMI avec un score de Greyson supérieur ou égal à sept et 26% lorsque le score de Greyson était de six ou inférieur.

participants[1], ce qui ne correspond pas aux données épidémiologiques publiées par d'autres auteurs faisant état d'une prévalence aux alentours de 15% (Martial et al., 2020). Il nous faut également questionner les résultats de ce travail à partir de la spécificité de l'outil recommandé pour le diagnostic des EMI. En effet, nous supposons que l'évaluation d'une expérience de conscience modifiée au moyen de l'échelle de Greyson génère possiblement un certain nombre de faux positifs[2], aboutissant à un biais épidémiologique par l'intermédiaire d'une surestimation du nombre d'EMI authentiques. Chez des patients souffrant de paralysies du sommeil, il semblerait d'ailleurs que l'évaluation du vécu expérientiel parasomniaque produise des scores de Greyson relativement élevés (Jourdan, 2021, pp.185-186). On peut donc conjecturer qu'une partie des EMI rapportées dans cette étude correspondent en réalité à des paralysies du sommeil.

D'après Jean-Pierre Jourdan, lors d'une OBE contemporaine d'une parasomnie, l'environnement perçu serait toujours familier du sujet. Cette perception résulterait d'une illusion générée par des phénomènes de mémorisation et donc de reconstruction imaginaire, sans véritable corrélation avec le réel (Jourdan, 2012, pp.108-118). La touche onirique et loufoque des récits relatés par ceux qui souffrent de paralysie du sommeil peut en témoigner. D'autre part, contrairement aux EMI et malgré leur caractère extraordinaire, ces expériences n'engendrent pas de bouleversements subjectifs prolongés chez celles et ceux qui les ont vécues (Jourdan, 2021, pp.186).

---

[1] 86% dans le groupe avec un score de Greyson inférieur à sept et 47% dans le groupe avec un score de Greyson supérieur ou égal à sept.

[2] Sujets pour lesquels le score est élevé, mais n'ayant pas réellement vécu d'EMI.

- Le mystère des EMI -

Le *tableau 1* résume les caractéristiques expérientielles qui, nous semble-t-il, revêtent les EMI d'une dimension éminemment mystérieuse.

Arguments en faveur d'une inscription dans le réel des décorporations : - Éléments du décor et relatifs aux protagonistes présents sur la scène de l'EMI, apparaissant adaptés et non extravagants - Éléments vérifiés en post-expérientiel (pas de preuve scientifique) - Interaction avec les protagonistes impossible, malgré les efforts des témoins
Sentiment d'une conscience accrue, en dépit d'un état de mort clinique
Pas de caractère idiosyncrasique des récits d'EMI
Sens mystique globalement commun (tunnel, lumière, point de non retour, rencontre de défunts)
Communication sans langage par « télépathie » avec les entités spirituelles

Tableau 1 - Éléments phénoménologiques des EMI les plus mystérieux.

En ce qui concerne les EMI déclenchées à l'occasion d'un arrêt cardio-respiratoire, le mystère le plus évident réside dans la dissociation entre l'état de conscience apparent (état de mort clinique) et celui qui est rapporté en post-expérientiel par le témoin. En imaginant que la recherche scientifique permette un jour d'individualiser un mécanisme neurobiologique et/ou neurophysiologique à l'origine des EMI, le questionnement relatif à cette lucidité consciente, douée de capacités cognitives et contemporaine d'un état de mort apparente, resterait sans doute d'actualité.

Les indices narratifs en faveur d'une possible inscription du vécu hors du corps dans la réalité sont tout aussi troublants. Bien que, à ce jour, aucune preuve scientifique ne permette de certifier la véracité de cette inscription, il faut souligner le caractère non extravagant des détails rapportés par les expérienceurs, en ce qui concerne les scènes appartenant prétendument à notre dimension spatio-temporelle. D'autre part, ces détails semblent en adéquation avec les nombreux témoignages émanant des soignants et/ou de l'entourage. De surcroît, l'impossibilité d'interaction entre le sujet de l'EMI et les protagonistes du monde réel plaide en défaveur d'une construction imaginaire. Cette incapacité de communication est une caractéristique constante de la phase au cours de laquelle le témoin observe ce qu'il suppose être notre réalité et elle n'est pas retrouvée couramment au sein des productions oniriques ou hallucinatoires. Durant cette phase de l'expérience, la récurrence des récits au sujet des traversées de matière (murs, plafonds, portes, corps des tiers présents, etc.) n'est pas moins mystérieuse. Si ces facultés expérientielles permettent au sujet de se déplacer dans notre environnement spatio-temporel présumé, elles rendent impossible toute tentative d'interaction physique avec les tiers présents à proximité de son corps.

En ce qui concerne la phase transcendante, celle-ci apparaît structurée comme une histoire dont le fil rouge est globalement semblable d'une EMI à l'autre, quel que soit le contexte culturel, et qui a coutume de se clôturer par une injonction à réintégrer le corps physique, injonction formulée par un proche décédé ou une entité spirituelle. L'absence, relative, de caractéristiques idiosyncrasiques de ce contenu mystique représente un argument en défaveur d'une production hallucinatoire classique. Par ailleurs, dans l'immense majorité des cas, le mode de communication qui s'établit entre le sujet de l'EMI et les entités spirituelles de la phase transcendante est décrit comme relevant de facultés télépathiques, permettant à l'expérienceur de recevoir et d'émettre des informations non médiées par le langage.

Cette capacité d'interaction, entre le sujet de l'EMI et les entités présumées de la phase transcendante, vient trancher avec l'impossibilité d'établir le moindre contact auprès des personnes que l'expérienceur désigne comme étant présentes dans notre réalité spatio-temporelle. Cette nuance est essentielle et constitue l'une des signatures de la *cohérence métaphysique* qui compose ces expériences singulières.

S'il n'est pas possible de nier catégoriquement l'intervention du hasard neurobiologique dans cette composition expérientielle, quiconque se penche sérieusement sur la phénoménologie des EMI ne peut nier l'énigme que ces dernières offrent à la science. Toute tentative de réduction biologique se heurte au sens métaphysique commun qui structure le phénomène et dont il est difficile d'imaginer, matériellement, l'émergence sous l'angle darwinien. Si la nageoire est une valeur ajoutée pour la survie d'une espèce aquatique, à l'inverse, en dépit du bouleversement des valeurs de celles et ceux qui les ont vécues, les EMI ne peuvent être envisagées comme un avantage évolutif ayant émergé sous l'effet de la pression sélective, sauf à décréter les effets de croyance qu'elles déclenchent sur le collectif comme une nécessité vitale pour l'Homo sapiens. Les guerres de religion semblent, hélas, nous avoir démontré le contraire.

Qu'on le veuille ou non, le cadre conceptuel proposé par le dualisme offre une certaine compréhension de la phénoménologie des EMI. On peut soupçonner que cela puisse gêner la science matérialiste et pousser ses représentants à cacher la poussière sous le tapis. La plupart des ouvrages scientifiques traitant le sujet de la conscience n'abordent pas la question des EMI. Pourtant, si ces expériences ne peuvent être tenues pour preuve d'une ontologie dualiste, le contenu narratif de leur récit mérite probablement d'être considéré sans *a priori*, c'est-à-dire comme du matériel clinique susceptible d'être porteur d'un sens authentique, nous dévoilant peut-être une vérité d'ordre existentiel.

Reste à savoir si, au-delà de la phénoménologie des EMI, d'autres arguments - à l'exception des phénomènes Psi que nous avons délibérément choisi de ne pas traiter - permettent de remettre en question la validité du matérialisme. Ce sera notre objectif dans la deuxième partie de cet essai qui traite de la question fondamentale et énigmatique des liens entre la matière et le psychisme, deux réalités obéissant à des lois différentes.

Ce qu'il faut retenir du chapitre « Les EMI »

→ **La *mort clinique*** ou ***mort apparente*** ne doit pas être confondue avec la ***mort cérébrale*** qui est définie en médecine comme la mort véritable, c'est-à-dire un état irréversible marquant la fin de l'existence et qu'aucun expérienceur n'a pu expérimenter.

→ Environ **4% de la population aurait vécu une EMI** dans les circonstances suivantes : menace vitale ou vécue comme telle par le sujet, contexte émotionnel intense ou autres circonstances (EMI like).

→ **14% des EMI** sont vécues **négativement** (EMI négatives).

→ Les **caractéristiques des EMI** sont relativement homogènes d'un sujet à l'autre mais avec des variations qui portent sur le nombre d'éléments phénoménologiques qui les composent.

→ La phénoménologie des EMI semble relativement indépendante du **milieu socio-culturel** du sujet.

→ Au cours d'une EMI, la **subjectivité,** telle que nous la connaissons, semble s'estomper au profit du **sentiment de faire partie d'un tout et d'être toutes les choses à la fois** (sensation d'unité cosmique).

→ Le fait de vivre une EMI entraîne fréquemment **un bouleversement subjectif** (moindre inquiétude vis-à-vis de la mort, croyance dans une forme d'immortalité, intérêt pour le sens de la vie, davantage d'empathie pour autrui, etc.).

→ La phénoménologie de la phase de décorporation et celle de la phase transcendante ne présentent **pas de caractère idiosyncrasique** significatif et s'accompagnent **d'un sentiment de réalité intense**, y compris chez les sujets en état de mort clinique.

→ Il n'est pas possible d'affirmer scientifiquement que les **éléments rapportés lors de la sortie de corps** puissent être imaginaires ou hallucinatoires.

→ Les **souvenirs en lien avec une EMI** semblent inaltérables dans le temps.

→ Lors de la phase transcendante, la communication avec les entités spirituelles est de nature **télépathique**, non médiée par le langage.

→ Une association a été mise en évidence entre les **EMI** et les **paralysies du sommeil** (fréquence significativement plus élevée chez les patients ayant vécu une EMI).

→ Les EMI restent **un mystère** pour la science.

CHAPITRE II

Le grand paradoxe

- Introduction -

La révolution scientifique dans le domaine des neurosciences, suite à l'avènement de l'imagerie fonctionnelle et des sciences cognitives, a permis des avancées colossales dans la compréhension des mécanismes cérébraux à l'origine de nos fonctions mentales. Faut-il pour autant considérer l'esprit comme une terre conquise ou en voie de l'être dans un avenir proche, alors même que l'un des ingrédients du mental donne l'air de résister à la conquête entreprise par la science ? Les progrès de cette dernière n'ont pas démenti le constat du philosophe Thomas Nagel qui, dans les années soixante-dix, écrivait que « sans la conscience le problème corps-esprit serait beaucoup moins intéressant. Avec la conscience, il paraît sans espoir de solution »[1] (Nagel, 1974, p.436). Quotidiennement, nous sommes les témoins heureux de l'énigmatique vitalité qu'elle nous procure grâce à l'expérience subjective, indispensable pour goûter aux sapidités de la vie et non moins utile pour assurer la manipulation des concepts mentaux, laquelle est nécessaire à la résolution de problèmes abstraits, une faculté qui caractérise l'intelligence humaine. Or, nous ne disposons aujourd'hui d'aucune théorie achevée qui permette d'expliquer comment le cerveau, cette entité organique matérielle composée d'un amas de cellules spécialisées,

---

[1] Citation originale en anglais : « *Without consciousness the mind-body problem would be much less interesting. With consciousness it seems hopeles.* »

parvient à fabriquer l'esprit conscient, une réalité immatérielle non seulement unifiée, mais aussi capable de manipuler et d'organiser des symboles selon des règles qui échappent à la physique newtonienne. Idéalement, une telle théorie devrait permettre de rallier le savoir neuroscientifique avec celui des sciences humaines (psychologie, sociologie, etc.). Néanmoins, cette continuité des savoirs n'est pas encore d'actualité, bien que le matérialisme, qui régit le cadre épistémique pour l'étude de la conscience, soit accepté par la majorité des scientifiques, quel que soit leur domaine d'activité (neurosciences, sciences cognitives, psychologie, médecine, etc.).

La métaphysique matérialiste, qui s'oppose traditionnellement à celle du dualisme cartésien, repose sur un *monisme ontologique*. Aussi, elle ne reconnaît pas d'autre réalité que la matière dans la composition du vivant. Selon le postulat *physicaliste*, sur lequel s'est forgée cette doctrine, la totalité du réel peut être décrite par les sciences de la nature. L'une des versions *réductionnistes* du matérialisme, dont Ullin Thomas Place (1956) a été l'un des pionniers et qui a pris son essor grâce à la révolution des neurosciences à la fin du XXe siècle, défend le concept d'une *identité psycho-physique*. Si elle admet l'existence de nos états mentaux, cette théorie, dite de “l'identité”, soutient qu'ils sont descriptibles sous forme de processus matériels et opère ainsi une naturalisation du contenu intentionnel, c'est-à-dire de l'expérience subjective qui nous permet de prendre conscience du monde et de notre propre *soi*. Les partisans de ce modèle reconnaissent l'existence d'une réalité psychique consciente, mais jugent que cette réalité est réductible à ses composants matériels les plus élémentaires et que les propriétés du tout peuvent être expliquées par celles de ses constituants. Le concept d'identité psycho-physique est à prendre au pied de la lettre, parce qu'il exclut la possibilité d'une interrelation entre le physique et le mental, en raison d'une réification théorique de ce dernier à la réalité matérielle.

Naturaliser l'esprit est toutefois un projet ambitieux, car cela justifie de rendre compte des phénomènes mentaux et de leurs contenus dans des termes d'un autre registre, en faisant référence à des lois appartenant exclusivement aux sciences de la nature, comme celles qui déterminent les propriétés physiques, biologiques et chimiques des entités naturelles (Quéré, 2001). C'est pourtant l'objectif annoncé du matérialisme, en particulier dans sa forme la plus radicale qui conçoit que « l'espèce humaine et toutes ses caractéristiques, sont le résultat entièrement physique d'un processus purement physique » (Churchland, 1984/1999, p.49). Cette branche *éliminativiste* du matérialisme, qui est à la matière ce que l'idéalisme est à l'esprit, opère une réduction bien plus radicale que les défenseurs de la théorie de l'identité, car elle postule que la conception populaire des phénomènes psychologiques est erronée et qu'elle devrait être, à l'avenir, intégralement remplacée par le savoir neuroscientifique.

Dans la suite de cet essai, notre objectif sera de démontrer que le matérialisme, toutes obédiences confondues, dissimule le mystère des rapports corps/esprit par un aménagement dogmatique de ses bases théoriques. Cela nous permettra de mettre en exergue les paradoxes auxquels cette vision des liens entre le mental et la matière doit faire face, du fait des fondements mêmes de sa conception de l'être. Nonobstant le caractère insatisfaisant de cet aménagement, que ce soit sur le plan scientifique ou philosophique, la position inverse, consistant à nier le substrat neurologique de nos pensées, ne peut, selon nous, constituer une réponse crédible à la question psychosomatique, parce qu'une telle position serait bien sûr incompatible avec les données actuelles des neurosciences et de la médecine. La dépendance de nos états mentaux au système neurobiologique, ce que le neurologue Dominique Laplane nomme poétiquement « l'incarnation de notre pensée » (Laplane, 2018, p.13), est étayée par de nombreux éléments cliniques : la chimiosensibilité de nos humeurs, les troubles aphasiques[1], les modifications comportementales induites par une psychochirurgie[2], les effets euphorisants de certaines drogues, l'altération des fonctions praxiques et cognitives au cours d'une démence, etc. Par conséquent, cette dépendance de la psyché à la matière ne peut être remise en question et toute théorie scientifique ou philosophique de l'esprit, qui prétend à une clarification des rapports entre ces deux entités, doit tenir compte de l'imprégnation neuronale de la subjectivité.

Pour autant, bien que le matérialisme impose sa conception de l'être dans de nombreuses disciplines comme les neurosciences ou la médecine, tenir compte de cette signature neuronale de la psyché n'implique pas nécessairement de renoncer à la possibilité d'une forme de dualité entre le corps et l'esprit. Un tel renoncement pourrait même piéger notre raisonnement dans une forme de paradoxe intellectuel, celui qui, nous semble-t-il, incombe au matérialisme et que nous proposons de détailler dans la suite de ce chapitre.

[1] Troubles de la parole faisant suite, en général, à un accident vasculaire cérébral.

[2] Par exemple, l'implantation d'une électrode de stimulation au niveau du cerveau pour calmer des troubles obsessionnels compulsifs (TOC).

- Prérequis -

1. Lexique des “mots d’esprit” :

Afin de clarifier notre réflexion, nous proposons au lecteur de définir plusieurs termes auxquels nous allons recourir régulièrement par la suite. Dans la littérature, certains d’entre eux sont employés pour désigner des concepts variables en fonction des auteurs et des courants philosophiques auxquels ils adhèrent. Les définitions qui vont suivre, que nous avons eu à cœur de rendre accessibles et intelligibles, n’ont pas de valeur académique puisqu’elles ont été intégralement rédigées par l’auteur de cet ouvrage. Toutefois, elles tiennent compte de l’usage de ces termes parmi les diverses publications citées dans les prochains chapitres. Espérons que ce lexique puisse offrir au lecteur peu averti un bagage rudimentaire qui, bien que contestable, facilitera sans doute la compréhension des questions que nous allons soulever et qui concernent les rapports corps/esprit.

Lexique :

- **Esprit :** Terme général pour désigner les phénomènes mentaux, qu’ils soient conscients ou non.

- **Fonctions cognitives (ou cognition) :** Ensemble des processus mentaux permettant d’acquérir des connaissances (langage, mémoire, attention, raisonnement, etc.).

- **Contenus cognitifs et perceptifs :** objets mentaux de la cognition et des perceptions. Par exemple, un souvenir est un objet mental de nature cognitive, alors que la sensation de soif est un objet mental perceptif.

- **Affects :** états mentaux relatifs aux *émotions* (joie, tristesse, anxiété, etc.). Ils sont intimement liés aux pensées.

- **Pensée :** dans sa forme la plus élaborée, elle correspond à la manipulation mentale d'un contenu cognitif, manipulation qui est associée à une activité de synthèse. La pensée est alimentée et modulée par les perceptions et l'introspection. D'autre part, elle est teintée émotionnellement par les affects.

- **La conscience :** nous utiliserons ce terme polysémique pour désigner l'entité, théorique ou réelle, douée de facultés métacognitives, qui confère aux pensées le *vécu phénoménal* de leur contenu perceptif, affectif ou cognitif. Bien qu'un certain degré d'activité cognitive puisse être produit par des mécanismes inconscients, les fonctions cognitives *complexes* (langage, mémoire, calcul, etc.) requièrent la conscience pour fonctionner. Les *affects* et les *perceptions* nécessitent également la conscience pour être ressentis. Elle est par ailleurs indispensable pour créer le *sentiment d'unité subjective*, ceci afin que nous puissions nous percevoir comme un seul et même sujet, celui de l'expérience consciente. Ainsi, il s'agit d'une *fonction* de l'esprit, induisant une *expérience vécue par le sujet*, lui permettant de prendre connaissance de son environnement, de son corps (intéroception et proprioception) et des besoins physiologiques de celui-ci (homéostasie). La conscience et la pensée sont étroitement liées, mais la première représente l'entité nécessaire pour que la seconde puisse exister en tant que système, conscient et dynamique, à même de manipuler les objets mentaux.

Le terme de *conscience phénoménale* désigne plus spécifiquement *l'expérience vécue* par le sujet à la première personne, c'est-à-dire la *sensation subjective et qualitative* de cette expérience qui, dans sa dimension la plus élémentaire, ne peut être retranscrite par le langage. Les percepts associés à cette expérience sont nommés *qualia* (*quale* au singulier), comme par exemple le ressenti qualitatif induit par la vision des couleurs.

- **Intentionnalité :** il s'agit d'un terme philosophique que nous emploierons pour désigner une caractéristique fonctionnelle de l'esprit conscient, à savoir son aptitude à *être à propos de quelque chose* ou à *viser un objet*, que celui-ci soit perceptif, cognitif, affectif ou introspectif. Par exemple, observer un tableau d'art est une activité intentionnelle, parce qu'un objet est *visé* par la conscience. Se remémorer des souvenirs de vacances implique aussi l'intentionnalité, l'expérience consciente du souvenir étant *à propos de quelque chose*. La sensation de soif requiert une activité intentionnelle pour être conscientisée, en tant que *la sensation corporelle de déshydratation* correspond à l'objet qui est ciblé par la conscience.

Le rapport entre *intentionnalité* et *conscience* est relativement complexe et il fait l'objet de différentes interprétations philosophiques (Dewalque & Gauvry, 2016, pp.24-30). Certains considèrent que l'intentionnalité est séparable de l'expérience consciente et vice versa, alors que d'autres affirment leur inséparabilité mutuelle. Le philosophe John Searle suggère la possibilité d'une dissociation entre la conscience phénoménale et l'intentionnalité, mais pas l'inverse[1]. D'autres enfin, *les représentationalistes standards*, soutiennent la possibilité d'états intentionnels non phénoménaux et rejettent l'idée de Searle, à savoir la possibilité d'états phénoménaux non intentionnels.

Afin de bien différencier la notion de *conscience* et celle *d'intentionnalité*, le lecteur peut se reporter au *schéma 4* (page 74).

---

[1] John Searl, philosophe de l'esprit et du langage, défend l'idée qu'une expérience phénoménale (la joie par exemple) n'est pas forcément associée à une activité intentionnelle, mais, en revanche, il rejette l'hypothèse selon laquelle un état intentionnel pourrait ne pas être conscient.

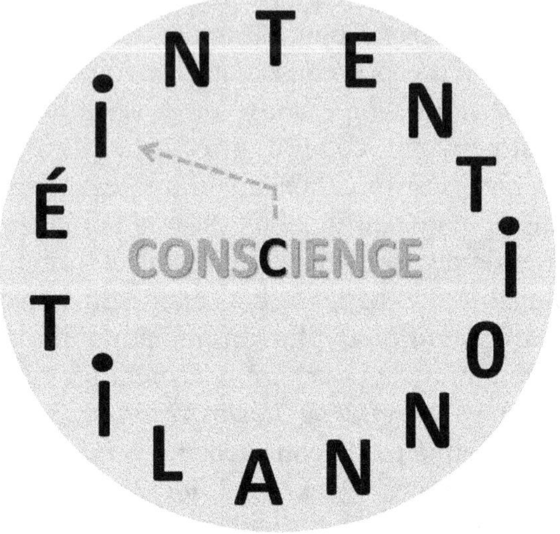

Schéma 4 - Test visuel. *Ce test a pour objectif de faire expérimenter mentalement au lecteur la différence entre conscience et intentionnalité. Pour cela, il convient de fixer visuellement la deuxième lettre C du mot CONSCIENCE et, tout en maintenant le regard sur cette cible, de diriger mentalement son activité intentionnelle sur chacune des lettres qui se situent à la partie périphérique du champ visuel (autour du mot CONSCIENCE). Il est même possible de cibler un objet dans l'environnement immédiat de ce livre (mains du lecteur, fenêtre, bureau, chat, etc.). La première partie du test installe une perception visuelle qui requiert la conscience pour s'animer psychiquement dans sa dimension qualitative et générer un objet mental, vécu subjectivement, à savoir une pensée avec un contenu perceptif et cognitif dans le cas présent. Lors de la deuxième phase du test, alors que le stimulus visuel est stable, l'objet visé varie selon la direction donnée à l'intentionnalité. Ce test permet de modifier la cible intentionnelle (objet visé) sous l'effet des facultés fonctionnelles de la conscience. La stabilité du stimulus visuel démontre que l'objet ciblé par l'activité intentionnelle peut varier sans modification du contenu perceptif (visuel dans ce test). Enfin, remarquons que le changement de cible visée par l'intentionnalité, à perception constante, entraîne nécessairement une modification de l'objet mental conscientisé, c'est-à-dire de la pensée.*

- Inconscient : terme auquel nous ferons référence pour désigner l'inconscient dans son acception psychanalytique. Cette instance, qui fonde l'hypothèse de la psychanalyse, serait générée par les effets de refoulement psychique et de division du sujet que l'entrée dans la parole induit. À partir de cette instance, laquelle est structurée par des effets de langage inconscients qui se produisent chez l'être parlant, se déterminerait un certain cap subjectif. L'inconscient, en tant qu'objet d'étude de la psychanalyse, est à différencier de l'inconscient cognitif.

- Inconscient cognitif : cette appellation correspond à la « faculté qu'a le cerveau humain de réaliser des opérations complexes de traitement de l'information, en dehors du champ de la conscience » (Appourchaux, 2013). Ces processus font l'objet de nombreuses recherches neuroscientifiques.

- La psyché ou le psychisme : il s'agit de termes assez généraux pour désigner l'esprit, c'est-à-dire les pensées conscientes, additionnées des propriétés inconscientes générées par le langage.

2. Conseils au lecteur :

Avant de développer plus avant les arguments sur lesquels repose l'énigme du psychisme et de l'expérience consciente, il nous paraît nécessaire d'évoquer un point issu de la théorie psychanalytique. Cela nous permettra d'appréhender grossièrement les concepts sur lesquels reposent la notion *d'inconscient*, notion à laquelle nous ferons référence à plusieurs reprises dans ce chapitre et la suite de cet ouvrage. Malgré la complexité des théories qui lui sont relatives, il ne serait pas raisonnable de traiter le sujet de la conscience et de l'esprit en excluant l'inconscient tel qu'il est envisagé par la psychanalyse. Pour aborder le discours de cette discipline, il est préférable de se décaler de celui qui est articulé par la science, car l'objet étudié par les psychanalystes est précisément celui dont les scientifiques tentent de s'affranchir pour mettre en évidence la vérité objective qu'ils visent, sans que, pour autant, ne règne un antagonisme entre ces deux approches.

L'initiation qui va suivre se veut superficielle, en adéquation avec le modeste objectif qu'elle vise. Elle pourrait toutefois paraître obscure à certains lecteurs et les décourager précocement dans leur lecture. Si tel est le cas, que ceux-ci se rassurent, car ce prérequis est relatif et il ne sera pas forcément nécessaire pour la compréhension de la suite de cet ouvrage. D'ailleurs, de manière plus générale, il est conseillé de ne pas s'obstiner à comprendre l'ensemble des différents concepts développés dans ce livre, le message général advenant progressivement et, de ce fait, la maîtrise des détails de chacune des notions abordées n'apparaît pas indispensable.

3. Le langage et l'inconscient :

La psychanalyse, notamment celle d'obédience lacanienne, nous enseigne que, corrélativement à ses vertus conscientes, le langage *divise* le sujet et en *structure* son inconscient. Dans sa version psychanalytique, ce dernier n'est pas défini comme un sous-produit de notre fonctionnement conscient ; il s'agit plutôt d'une instance théorique, agissant à notre insu, qui résulte, et ce fut la découverte de Freud il y a plus de cent ans, de mécanismes psychiques induits par le *refoulement* qu'introduit l'entrée dans la parole. Pour l'enfant, devenir sujet implique de passer par le langage en tant que perte, le trou structurel de cet outil de communication ne permettant pas de se dire entièrement. Dans la formalisation lacanienne du sujet de l'inconscient, à savoir le $ (S barré), la barre vient marquer la division constituante et incarne cette perte qu'implique l'accès à la parole, mais aussi, par là même, à la dimension symbolique. Remarquons d'emblée que cette parole a toujours une adresse pour cible, de sorte que le sujet de l'inconscient se constitue précisément « [...] au lieu de l'Autre, dans la dépendance de ce qui s'y articule comme discours, [...] » (Chemama, Vandermersch, 2007, p.190). C'est en cela que, pour l'école lacanienne, « [...] l'inconscient est le discours de l'Autre » (Chemama, Vandermersch, 2007, p.190). Cet *Autre*, avec un "grand A", est à entendre comme une instance symbolique qui supervise l'expérience d'altérité, distincte du petit *autre*, ce semblable auquel le sujet s'identifie dans un registre imaginaire.

L'inconscient ne doit pas être appréhendé comme une fonction qui s'ajouterait aux avantages utilitaires du verbe, mais préférentiellement comme une entité subjective, douée de propriétés causales, advenant à partir des *effets de langage* qui assurent sa structuration. Ces corrélats langagiers sont inhérents à la condition de l'être parlant, celui que Jacques Lacan a nommé le *parlêtre* afin de rendre compte de cette dépendance subjective du sujet aux effets du discours et plus précisément à ceux de la *chaîne signifiante*, laquelle est susceptible de faire symptôme (lapsus, actes manqués, etc.).

La notion de Signifiant, qui est au centre de la théorie de l'inconscient enseignée par Lacan, a vu le jour au début du XXe siècle, grâce au linguiste Ferdinand De Saussure. Intuitivement, on pourrait penser que les multiples unités linguistiques, nécessaires pour parler, se composent d'un binôme formé par un mot correspondant à une chose. Ferdinand de Saussure va rompre avec cette intuition et introduire une entité théorique, constitutive du langage, associant un *concept* avec ce qu'il nommera *l'image acoustique*. Cette dernière n'est pas réductible à une chose purement physique, c'est-à-dire à un son matériel, mais correspond à « [...] l'empreinte psychique de ce son, [à] la représentation que nous en donne le témoignage de nos sens » (De Saussure, 1995, p.98). Cette estampille psychique, que dessine la matérialité sonore, peut être ressentie lorsque nous pensons à des objets cognitifs de nature langagière. Comme l'écrivait De Saussure : « [...] le caractère psychique de nos images acoustiques apparaît bien quand nous observons notre propre langage. Sans remuer les lèvres ni la langue, nous pouvons nous parler à nous-mêmes ou nous réciter mentalement une pièce de vers » (De Saussure, 1995, p.98). Il désigna le *signe linguistique* comme l'entité composée par la combinaison du concept et de l'image acoustique, puis remplaça respectivement les termes de ces deux éléments par le « signifié » et le « signifiant » (De Saussure, 1995, p.99). Ce dernier, irréductible à sa dimension sonore, constitue l'entité psychique issue de la subjectivation des ressentis auditifs bruts, eux-mêmes construits par les sons langagiers (*schéma 5*).

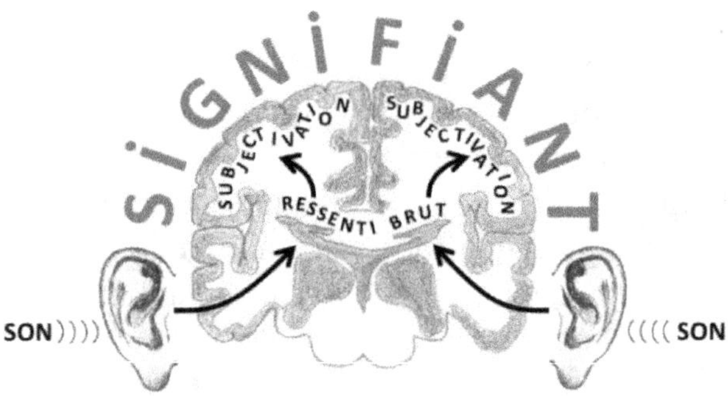

Empreinte psychique des sons

Schéma 5 - Le Signifiant, empreinte psychique du son. *Le son langagier, en tant que réalité physique, génère un ressenti qualitatif dont la subjectivation assure la construction de la chaîne signifiante du sujet. Le signifiant n'est pas réductible à une dimension matérielle ou physique, il s'agit d'une unité subjective qui, d'après la théorie lacanienne, confère au langage ses propriétés inconscientes et polysémiques.*

Par ailleurs, le signifiant jouit d'une certaine autonomie vis-à-vis de la signification, ce qui lui confère d'autres fonctions que de signifier, dont celle de représenter le sujet. En d'autres termes, le signifiant n'est pas collé à une signification puisqu'il peut être disjoint du signifié, c'est-à-dire associé à plusieurs concepts, et cela rend compte de l'équivocité du langage, mais aussi de l'ancrage du sujet à la dimension symbolique (*schéma 6*).

Glissement du signifié / Signifiant

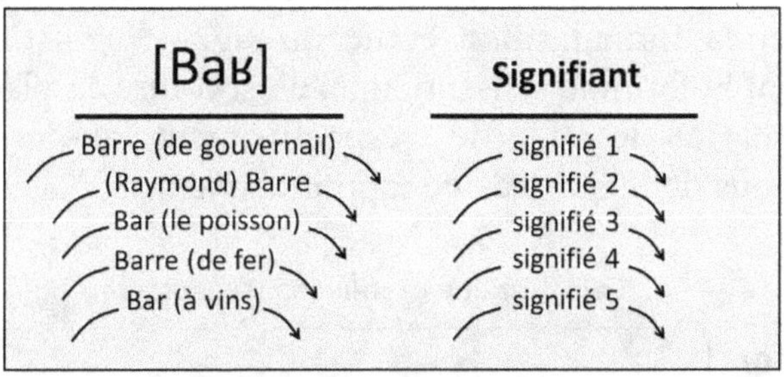

Schéma 6 - Le glissement du signifié par rapport au Signifiant.

La théorie lacanienne repose, entre autres, sur cette suprématie du signifiant et son autonomie dans sa relation au signifié. Il est possible d'en simplifier l'un des fondements en disant qu'à partir de cette polysémie de la langue et de ce glissement du signifié par rapport au signifiant, émerge le sujet lacanien dont la trajectoire subjective se détermine justement à partir de ces effets de langage. C'est pourquoi, pour Lacan, le sujet de l'énonciation ne peut être confondu avec le "moi" qui parle, c'est-à-dire avec le "je" en tant que sujet de l'énoncé. Ainsi, déclarait-il :

« Le sujet dont il s'agit n'a rien à faire avec ce que l'on appelle le subjectif au sens vague, au sens de ce qui brouille tout, ni non plus avec l'individuel. Le sujet est ce que je définis au sens strict comme effet de signifiant. » (Lacan, 2005, p.100).

Pour mettre en exergue le rôle des relations combinatoires des signifiants dont émergent les effets inconscients, Jacques Lacan énoncera cet adage bien connu : « un signifiant, c'est ce qui représente le sujet pour un autre signifiant » (Lacan, 1966b, p.819). De cette représentation du sujet de l'inconscient et du rôle essentiel de la chaîne phonématique dans sa construction subjective, adviennent sa division et son économie du désir. Cette suprématie du signifiant va d'ailleurs conduire Lacan à modifier la formalisation écrite du *signe linguistique* en inversant la formule saussurienne, c'est-à-dire en plaçant le signifiant et le signifié respectivement au-dessus et au-dessous de la barre de ce rapport (*schéma 7*).

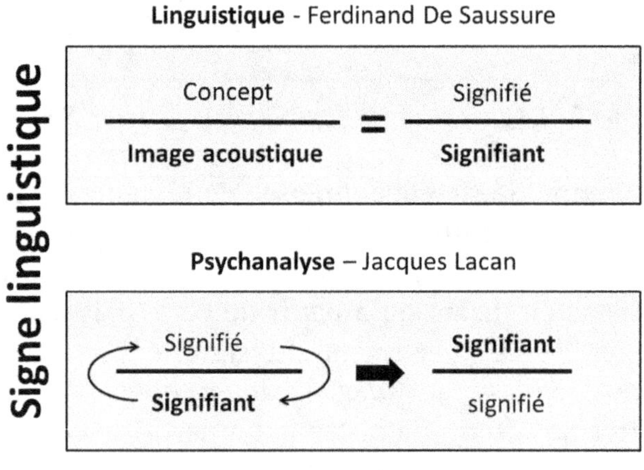

Schéma 7 - Le signifiant et le signifié.

D'autre part, pour rendre compte de cette dépendance du sujet au langage, il va substituer le *« sujet de l'inconscient »* à *« l'inconscient du sujet »* tel qu'il avait été défini par Freud. Ce renversement syntaxique souligne les rapports de l'inconscient et du sujet, en faisant de ce dernier le vassal du premier. Désormais suzerain dans la théorie lacanienne, l'inconscient n'est plus considéré comme un attribut du sujet, sujet qui lui-même n'est pas le "je" qui parle, mais plutôt une entité subjective, prise dans le discours de l'Autre, qui survient à partir des effets de langage cités précédemment. Cette propriété langagière, articulée autour du désir et des jouissances, dessine, à son insu, la véritable trajectoire subjective de celui qui parle. En définitive, on peut reconnaître à Lacan d'avoir ratifié, sur les traces de Freud, la nature inconsciente de l'ontologie du sujet, précisément en théorisant l'effet de structuration subjective exercé par le langage, grâce à la chaîne signifiante.

En dépit de la rudesse apparente de la théorie lacanienne et du défi qu'elle nous offre pour déchiffrer son discours, nous espérons que ces quelques éléments explicatifs, relatés dans les paragraphes qui précèdent, auront permis au lecteur de se forger une certaine représentation du concept relatif au sujet de l'inconscient et à sa structuration à partir du langage. Ce sujet, celui que les psychanalystes cherchent à entendre dans le discours de l'analysant allongé sur le divan, est une réalité humaine, omniprésente, que l'on côtoie quotidiennement sans en avoir nécessairement conscience, que ce soit dans nos relations familiales, amicales, professionnelles ou au sein même de notre propre intimité subjective que la division constituante nous dissimule partiellement.

Dans le chapitre IV de cet ouvrage, au risque de chagriner amicalement la communauté psychanalytique, nous nous risquerons à dévoiler notre hypothèse quant au rôle primordial de la conscience, et tout particulièrement de sa dimension phénoménale, dans l'émergence des forces inconscientes qui assujettissent le *parlêtre*. Il s'agira de mettre en lumière la causalité originelle qui, selon nous, enfante le sujet de l'inconscient, causalité par ailleurs indispensable pour que puisse aboutir tout travail analytique.

Notons enfin que lorsque les neuroscientifiques étudient la part inconsciente de notre fonctionnement psychique, l'objet des recherches porte sur des prouesses cognitives non conscientisées, ce qui est tout à fait différent de l'inconscient au sens psychanalytique. Il convient en effet de différencier deux concepts, non pas opposés, mais radicalement distincts : le premier, *l'inconscient cognitif*, celui des neurosciences, fait référence aux aptitudes du cerveau à traiter une information en dehors du champ de la conscience et il confère à l'esprit sa faculté d'automatiser des fonctions spécifiques ; le second, *l'inconscient dans sa dimension subjective*, est une propriété de l'esprit générée par les effets de refoulement qu'induit l'entrée dans la parole. L'inconscient cognitif, qui est certes doué de capacités de traitement des informations visuelles, sémantiques (Dehaene, 2014, pp.100-106), lexicales ou orthographiques (Dehaene, 2014, p.147), est régi par des lois neuro-fonctionnelles et il agit en-deçà du champ de la conscience. En revanche, l'inconscient théorisé par la psychanalyse ne doit pas être appréhendé en tant que niveau de vigilance ou d'attention, car il opère et fait symptôme dans les conditions physiologiques, quel que soit le niveau d'éveil. Sa dynamique dépend du système de la langue, si bien que pour se faire entendre dans le discours, à partir de l'équivocité du langage ou à l'occasion d'un lapsus, il requiert un certain degré de conscience.

La confusion entre ces deux concepts de l'inconscient amène certains neuroscientifiques à dénigrer, par des critiques parfois sévères, la théorie freudienne. C'est le cas de Stanislas Dehaene, professeur au Collège de France et responsable de l'unité de recherche en neuro-imagerie cognitive à Neurospin (Paris-Saclay, Essonne). Ce scientifique français, aussi brillant soit-il, écrit au sujet du célèbre psychanalyste viennois :

« Il ne serait guère exagéré d'affirmer que, dans son œuvre, les idées solides ne sont pas les siennes, tandis que les idées qui sont les siennes ne sont pas très solides. Avec un siècle de recul, il semble particulièrement décevant que Freud n'ait jamais tenté de mettre ses théories à l'épreuve de l'expérience ». (Dehaene, 2014, p.82).

Cette analyse acerbe de l'œuvre magistrale de Freud, sans doute imméritée, témoigne probablement de la rencontre fatalement malheureuse entre le discours de la science et celui qui est énoncé par la psychanalyse.

Ce prérequis du chapitre II étant achevé, il nous faut à présent développer les arguments qui, selon nous, viennent étayer les paradoxes du matérialisme scientifique. Le paragraphe suivant inaugure cette démonstration à partir de certaines facultés du vivant, lesquelles, parce qu'elles ne requièrent pas l'expérience consciente pour se développer, apparaissent tout à fait compatibles avec les principes du physicalisme. Ce contre-exemple nous permettra de mettre en exergue la faille principale du matérialisme dans sa théorisation de l'expérience consciente.

- Une intelligence « sans esprit » -

Au cours de l'évolution naturelle, les organismes cellulaires les plus primitifs, dépourvus de système nerveux, ont survécu et se sont développés parce que la nature les a dotés d'une capacité d'adaptation leur permettant de ne pas déroger aux règles de l'homéostasie[1]. Cette adaptabilité a été nécessaire pour le *maintien de la vie* qui, pour le neurobiologiste Antonio Damasio, représente la finalité inaugurale du vivant (Damasio, 2021, pp.26-27). Pour y parvenir, les premiers organismes unicellulaires ont dû faire preuve d'une « intelligence sans esprit » (Damasio, 2021, p.63), induite par les contraintes physico-chimiques de leur milieu naturel et générée par des perceptions rudimentaires, dépourvues de *représentations mentales*. Pour Damasio, il s'agit de « […] la forme la plus élémentaire de cognition » (Damasio, 2021, p.24) et cette sensorialité primitive, attribuée également aux organismes contemporains les plus simples tels que les bactéries, ne requiert pas d'esprit conscient pour sa mise en œuvre.

Au-delà de ce primat sensitif, notre corps garde les stigmates des prémices de la longue phylogenèse qui, il y a plus de 400 millions d'années, a succédé à l'apparition des premiers systèmes nerveux. Ainsi, certaines de nos fonctions neurologiques ne nécessitent pas d'esprit conscient pour atteindre leurs objectifs physiologiques. Le matérialisme scientifique, y compris dans sa version réductionniste ou éliminativiste, n'est pas incompatible avec l'émergence de telles fonctions, relativement archaïques, qui ont été façonnées par une longue mise à l'épreuve du vivant. Par exemple, sans que soient nécessairement violées les lois du physicalisme, on peut concevoir que la réaction corporelle permettant de se soustraire à un danger imminent puisse être déclenchée par une stimulation sensorielle, ceci par l'intermédiaire d'une cascade de réactions neurochimiques impliquant différents groupes neuronaux. Conformément aux lois darwiniennes, qui régissent les processus de sélection naturelle, il est

[1] L'homéostasie correspond à l'ensemble des mécanismes permettant la régulation de l'état physiologique d'un système biologique (température, fréquence cardiaque, etc.).

possible d'imaginer l'émergence de tels réflexes au sein de notre système nerveux, eu égard à leur finalité protectrice envers l'espèce (*schéma 8*).

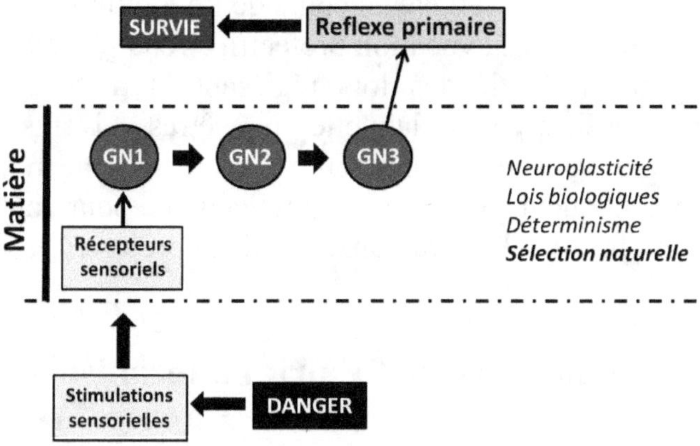

Schéma 8 - Réflexe physiologique généré par une situation menaçante. *En cas de danger pour un organisme, la menace corporelle est détectée à partir du système sensoriel dont l'activation va former un potentiel d'action (activité électrique se propageant le long des voies nerveuses). Celui-ci va cheminer au sein d'un circuit neurologique (que nous avons représenté arbitrairement par plusieurs groupes neuronaux), avant de déclencher le réflexe protecteur et permettre la survie de l'organisme. Ce type de fonctionnalité neurologique ne requiert pas la conscience du sujet pour sa mise en œuvre. Son apparition au cours de l'évolution du vivant, sous les effets de la sélection naturelle, n'est pas incompatible avec les lois physiques et biologiques de la matière. [GN : groupe neuronal].*

Lorsque, par mégarde, nous posons la main sur une plaque brûlante de notre cuisinière, un réflexe archaïque à vocation protectrice est immédiatement déclenché. Il permet une mise en sécurité du membre par un retrait automatique qui précède, de quelques instants, notre prise de conscience du danger. Ce réflexe est lié à une diffusion d'une partie de l'information nociceptive[1] vers des voies neurologiques spécifiques, destinées au tronc cérébral, distinctes de celles qui entraîneront, quelques dixièmes de seconde plus tard, la conscientisation de la douleur. L'apparition de ce réflexe au cours de l'évolution est certes fantastique, mais sa vocation protectrice rend plausible son émergence à partir des lois régissant la matière et la pression sélective à laquelle les êtres vivants sont incessamment soumis. Ce réflexe protecteur ne requiert strictement aucune élaboration intellectuelle pour entrer en action, il précède le vécu conscient de la brûlure.

- Le mystère de l'esprit matérialiste -

Contrairement à l'intelligence « sans esprit », l'apparition et le développement d'une pensée consciente, possiblement articulée autour du langage, impliquent une organisation cérébrale capable de faire émerger une subjectivité construite par des représentations mentales chargées de significations. C'est une des spécificités des organismes dotés de facultés de raisonnement, celles-ci étant permises grâce à la manipulation de cartes neuronales, contenant ces images, lesquelles se créent progressivement sous l'effet de la perception du monde (extéroception) et des sensations corporelles (proprioception et intéroception). Si la fonctionnalité d'un appareil perceptif est une condition essentielle à cette création, l'aptitude de l'esprit à manipuler consciemment ces images représente la clé de voûte de l'intelligence consciente.

---

[1] Information déclenchée par une stimulation douloureuse et qui est matérialisée par un potentiel d'action (activité électrique au niveau des neurones).

Par ailleurs, au cours de l'évolution, grâce au développement du système de phonation, conjointement à celui des aires corticales sensorielles et motrices, l'apparition du langage est venue mettre *explicitement* en exergue l'énigme des rapports corps/esprit. Au cœur du débat philosophique, cette énigme concerne les modalités permettant l'émergence d'une activité psychique, en partie structurée par le *sens*, à partir d'un substrat neuronal théoriquement soumis aux lois de la biologie et de la physique. À son époque, si la formulation était différente, Descartes questionnait déjà la nature de ces liens en soutenant qu'un système purement physique ne pouvait faire émerger *l'âme raisonnable*, c'est-à-dire des pensées rationnelles, douées de surcroît de facultés langagières. Cela a mené l'auteur du cogito sur les voies du dualisme interactionniste, une théorie associant deux substances, mentale et physique en l'occurrence, interagissant l'une avec l'autre, interaction qu'il localisa sur le site de la glande pinéale[1]. Bien que les progrès neuroscientifiques aient permis d'invalider ce dualisme substantiel, interroger les modalités qui régissent les relations qu'entretiennent le corps et l'esprit demeure pleinement légitime. Si le matérialisme décrète que la matière et la pensée ne représentent ontologiquement qu'une seule et même chose (monisme), notre expérience à la première personne nous enseigne qu'il existe bel et bien deux réalités distinctes ; il y a donc là une incompatibilité entre ce constat de sens commun et le cadre conceptuel proposé par le matérialisme, dans sa version réductionniste. Le prochain paragraphe cherchera à démontrer que ce réductionnisme relègue, implicitement, nos expériences conscientes au rang de simples épiphénomènes de l'activité mentale.

---

[1] Cette glande, également appelée *épiphyse*, se situe au niveau du cerveau et elle est impliquée principalement dans la régulation des états de veille et de sommeil, grâce à la sécrétion hormonale de mélatonine.

- L'homme "Épiphénoménal" -

Le point de vue matérialiste est sans appel quant à l'origine neuronale exclusive de notre psychisme, dans ses dimensions conscientes (affects, langage, raisonnements, calculs, etc.) et inconscientes. En son temps, Jean-Pierre Changeux, célèbre neuroscientifique français, a largement défendu cette conception matérialiste de la psyché, sans, pour autant, réduire notre cerveau à une entité requérant exclusivement des stimulations issues du monde extérieur pour générer une réponse neurophysiologique. En effet, l'encéphale est un système capable de s'auto-organiser par l'intermédiaire d'une activité endogène permanente qui caractérise, en particulier, le flux de la conscience (Changeux, 1983, p.172).

Remarquons d'ores et déjà que si l'origine neuronale de la matrice qui compose nos pensées fait peu de doute, l'organisation de ces dernières ne semble pas s'échafauder sur des lois biologiques. Soutenir l'inverse équivaut à considérer que le *sens conscient*, qui organise notre esprit, résulte uniquement de la spontanéité de processus physiques et biologiques inéluctables, animant la matière au gré de ses interactions environnementales. De telles considérations seraient tout à fait concordantes avec le principe d'exclusivité physicaliste, principe relatif aux causalités supposées de notre monde, mais imposerait le postulat de l'inactivité causale de ce qui constitue la valeur psychique de l'esprit. En effet, pour que son paradigme reste scientifiquement crédible, le physicalisme a l'obligation de prohiber tout effet causal, aussi minime soit-il, d'un élément immatériel, inaccessible aux sciences physiques, sur la matière. Ce faisant, pour respecter le *principe de clôture causale du domaine physique* qui énonce que « si un événement physique a une cause au temps t, il a une cause physique suffisante à t » (Dolbeault,

2012), le physicalisme condamne le contenu de nos états mentaux (croyances, souvenirs, pensées, raisonnements, etc.) à l'inefficacité causale.

À partir de ce constat, nous postulons que la matérialisation théorique du substrat psychique, dans son intégralité, avalise la thèse *épiphénoméniste* qui a été soutenue pour la première fois en 1870 par Shardworth Hodgson, puis rendue célèbre par Thomas Huxley un peu plus tard (De Villaine, 2019, p.24). Ce biologiste et philosophe britannique exemplifia sa théorie par une analogie percutante entre le cerveau et la locomotive à vapeur, analogie empruntée à Douglas Spalding, un intellectuel écossais du XIXe siècle (De Villaine, 2019, p.31). Selon l'épiphénoménisme, la conscience n'aurait pas davantage d'effet sur le système nerveux que le sifflement émis par la vapeur n'en produit sur le fonctionnement de la locomotive (Popper, 1977/2018, p.123 ; De Villaine, 2019, p.11). Cette doctrine considère la part consciente des états mentaux comme un banal épiphénomène, généré par des processus physiques et dépourvu de la moindre activité causale sur le corps ou l'esprit. Par conséquent, l'épiphénoménisme rejette l'éventualité de toute forme de psychogenèse, car il invalide la possibilité d'une modulation de nos vies subjectives par des facteurs purement psychiques, agissant selon des lois immatérielles, au-delà du déterminisme de la matière biologique et des lois de la physique, telles que celles qui règlent la dynamique des ondes, des champs, des particules et de tous les éléments matériels de notre monde.

En définitive, l'épiphénoménisme postule que parallèlement à cette inactivité causale de l'expérience consciente, il se joue, dans les coulisses neurobiologiques, des chaînes de *causalités effectives,* impliquant des réactions neurochimiques mimées par la dynamique de la pensée et induisant l'illusion que celle-ci puisse être actrice de sa propre évolution, à partir de lois immatérielles.

Le *schéma 9* représente les liens corps/esprit tels qu'ils sont pensés par l'épiphénoménisme. La partie inférieure du schéma mentionne les processus matériels opérant au niveau du tissu neurologique. L'activation successive de groupes neuronaux déterminés (GN1, GN2, GN3, GN4, etc.) produit des éléments psychiques conscients, dépourvus d'activité causale (ÉPI : épiphénomènes) et, de ce fait, incapables d'agir en retour sur la matière ou sur d'autres objets mentaux.

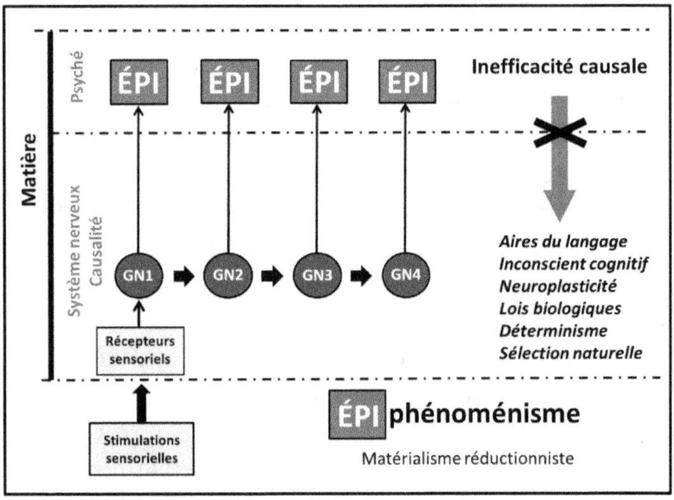

Schéma 9 - Représentation des liens corps/esprit selon l'épiphénoménisme. *[ÉPI : épiphénomène].*

Malgré son caractère contre-intuitif, l'épiphénoménisme permet de répondre à un impératif de la science en établissant, sans ambiguïté, une théorie naturaliste des rapports corps/esprit, au sein de laquelle toute entité surnaturelle est éliminée *de facto*. À l'inverse, la *théorie de l'identité psycho-physique,* courant de pensée dominant dans le milieu des neurosciences, n'exclut pas le rôle causal des processus mentaux dans leur dimension subjective, puisqu'elle soutient une forme d'identité entre les états psychiques et leurs homologues cérébraux censés en constituer le substrat matériel, neuronal et neurobiologique. Néanmoins, en tenant compte du principe de clôture causal du monde physique, principe sur lequel le matérialisme s'est structuré, l'énonciation de cette causalité mentale par les partisans de l'identité pourrait relever du paradoxe. Dans la suite de ce chapitre, nous allons tenter de le démontrer.

- Le matérialisme et l'énigme du sens -

Force est de constater que l'organisation de la psyché dépend de lois qui diffèrent de celles qui dirigent et organisent la matière. Imbriquée au langage, la pensée consciente semble autonome dans son développement, c'est-à-dire dans la genèse et l'organisation de concepts qu'elle manipule. Cette dynamique assure les fondements de l'apprentissage de tout objet intellectuel par l'intermédiaire des capacités neuroplastiques du tissu cérébral. Ainsi, certains de nos processus mentaux sont déterminés par une *logique langagière consciente*, qui manifestement donne le cap à nos pensées, au sein d'une économie psychique parallèlement déterminée par la survenance d'effets de langage. Ces derniers résultent de la dépendance du sujet à la chaîne signifiante et ils induisent, corrélativement, la tutelle inconsciente que l'entrée dans la parole implique. Ces processus mentaux participent à la construction du sujet en tant qu'entité subjective. Si la psyché marque le corps, comme en témoignent les troubles psychosomatiques[1], elle reste cependant clivée de la réalité

[1] Les troubles psychosomatiques seront discutés plus loin.

biologique, avec pour frontière le langage et les représentations mentales qui assurent au sujet son ancrage à la dimension symbolique.

À partir de cette frontière, il apparaît légitime de questionner le substrat organique sous-tendant la dynamique subjective porteuse de sens et qui est à l'œuvre chez le sujet, au moins dans sa vie mentale consciente. Malgré les progrès grandissants des neurosciences, la nature du substrat neurobiologique sous-jacent à l'organisation des niveaux supérieurs de l'esprit demeure énigmatique. À l'instar du postulat matérialiste, est-il légitime d'affirmer *l'exclusivité* de processus physiques dans la formation de l'esprit conscient, alors même que l'enchaînement des objets mentaux qui composent une pensée apparaît comme étant orchestré par l'efficacité causale d'une logique régie par des lois immatérielles (sémantiques, syntaxiques, grammaticales, arithmétiques, etc.) ? Selon nous, c'est à partir de cette *activité causale du sens* que se fonde le paradoxe du matérialisme. L'esprit conscient semble en effet transcender la matérialité du corps et les champs de forces physiques pour obéir à ses propres lois de nature immatérielle, lui conférant, au moins en apparence, un certain degré d'autonomie vis-à-vis de la biologie. Cette autonomie, rendue explicite par le langage, interroge le mécanisme primordial sous-jacent, opérant dans la matière et dont découle la fonctionnalisation de réseaux neuronaux aptes à soutenir une dynamique psychique animée consciemment par la signification.

Dans la partie inférieure du *schéma 10* (page 93), nous avons représenté la matière soumise aux lois biologiques, aux facteurs physiques déterministes, à la sélection naturelle et à la neuroplasticité[1]. Nous y incluons également l'inconscient cognitif qui correspond aux facultés

---

[1] Nous développerons ce concept un peu plus loin.

cognitives non conscientisées, permettant l'exécution de tâches automatiques comme la marche, la conduite automobile, etc. Aucun de ces processus n'est *a priori* incompatible avec le principe de clôture causale du monde physique. La partie supérieure de ce même schéma représente le psychisme, articulé autour du langage et de la signification, dans ses dimensions conscientes et inconscientes. La sélection des concepts, qui s'enchaînent dans un raisonnement conscient, apparaît déterminée par une logique de sens commun, obéissant à des règles distinctes de celles que nous connaissons pour la matière.

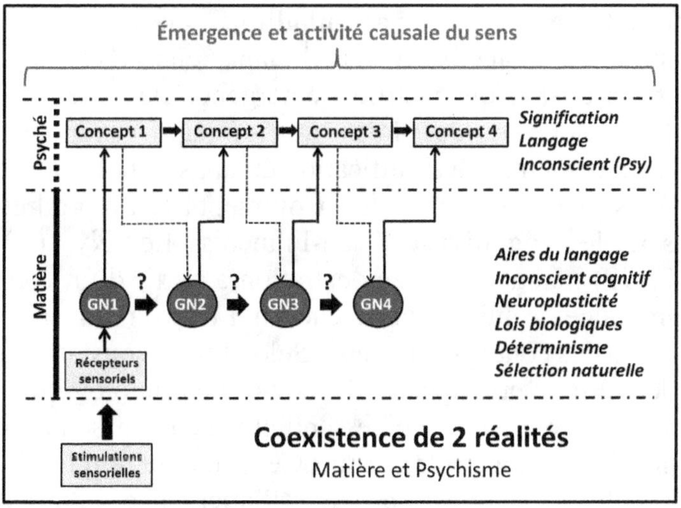

Schéma 10 - Émergence du sens dans nos pensées conscientes.
[GN : groupe neuronal ; Inconscient (Psy) : inconscient au sens psychanalytique].

Dans ces circonstances, on est en droit de questionner les modalités permettant d'organiser les activations successives des divers groupes neuronaux (points d'interrogation du *schéma 10*), substrats neurologiques des concepts et représentations mentales qui composent nos contenus mentaux. Comment esquiver le caractère aporétique d'un tel questionnement, si ce n'est en décrétant que ces modalités sont déterminées par des règles non exclusivement biologiques ? Ainsi, l'ordonnancement conscient des concepts mentaux selon des règles immatérielles, favorables à l'émergence du sens, suggère une rétro-causalité du psychisme sur la matière, ce que nous avons représenté par des flèches discontinues dans le *schéma 10.* Une théorie du sens ne peut faire l'économie de cette rétroaction présumée de la valeur purement psychique de l'esprit sur le substrat neuronal, sauf à considérer comme physico-biologiques les rapports qu'entretiennent entre eux les concepts d'une pensée consciente rationnelle. Certes, cette rationalité n'est pas infaillible, en raison de sa construction subjective, mais elle lance clairement un défi au matérialisme qui justifie l'émergence de l'esprit sous l'effet supposé de lois qui échappent pourtant, intrinsèquement, à la signification et aux symboles.

Dans son ouvrage intitulé « Comment l'esprit produit du sens », le cognitiviste Jean-François Le Ny (2005, pp.77-79) inaugure sa démonstration à partir d'un constat d'ignorance, celui de la science à l'endroit du substrat neuronal des concepts mentaux. Selon lui, ce constat justifie d'adopter un « principe d'indifférence neurobiologique » et de reconnaître comme non essentielle la connaissance de la nature de ce support neural. Ce principe implique de restreindre l'explication de l'émergence du sens uniquement à la compréhension du fonctionnement de notre activité mentale. C'est pourtant dans les soubassements de l'esprit, que ceux-ci soient matériels ou primordialement mentaux, que réside le véritable mystère des exploits cognitifs dont notre espèce a le privilège de jouir. Détourner le regard de cette ignorance, c'est admettre le caractère dogmatique des fondamentaux matérialistes sur lesquels repose notre compréhension de l'esprit, une entité dont les capacités à transcender les lois de la matière la revêtent d'une apparence miraculeuse. Pour se persuader de ce prodige, il suffit de lever les yeux vers le ciel et d'observer le concentré de technologie fabriqué par la conscience humaine et qui parfois survole nos territoires. Peut-on raisonnablement considérer les avions de combat comme de purs phénomènes naturels, issus de l'évolution spontanée d'une matière soumise aux lois de la physique ? Aurait-on l'idée, tout autant saugrenue, de classer nos centrales nucléaires comme des *espaces naturels sensibles*, et ce, afin de les protéger de potentielles myriades de randonneurs dont nous craindrions la venue et les méfaits à l'occasion de la promenade dominicale ? À n'en pas douter, de telles inepties feraient réagir bruyamment l'ensemble de la communauté écologiste et ces protestations constitueraient, sans doute, le meilleur plaidoyer en faveur des *allures* surnaturelles de l'esprit.

Si cette énigme du psychisme est un argument fort pour critiquer le physicalisme, dans le monde philosophique, elle déclenche des tentatives théoriques visant à la *naturalisation du sens*, c'est-à-dire à l'élaboration d'une théorie naturaliste capable de décrire l'émergence d'une pensée organisée par la logique formelle. Une telle théorie doit reposer sur les sciences de la nature, avec pour objectif de rendre compte de la possibilité d'une émergence du sens à partir d'une explication naturaliste, basée sur des enchaînements causaux d'ordre physique, biologique ou chimique (Quéré, 2001). Pour le dire autrement, la naturalisation du sens consiste à produire une théorie corps/esprit qui permette de décrire nos contenus mentaux (croyances, représentations symboliques, etc.), mais aussi les liens qui les unissent les uns aux autres, à partir de processus physico-biologiques appartenant aux sciences naturelles.

Cependant, aucune loi de correspondance liant les contenus mentaux à leur substrat physique n'a pu être établie à ce jour, bien que les progrès des neurosciences, tout particulièrement dans le domaine de l'imagerie fonctionnelle, permettent désormais de mettre en lien l'activation de certaines régions cérébrales avec des états mentaux spécifiques et verbalisables. Ce repérage anatomique des variations métaboliques dans le système nerveux central, reproductible et contemporain d'un contenu cognitif déterminé, a pour dessein de définir des codes neuro-fonctionnels affiliés à nos états psychiques. Si les partisans de la théorie de l'identité psychophysique ont le projet de démasquer l'ensemble de ces codes dans le futur, cette ambition se confronte inévitablement à l'intimité structurelle de nos qualia et à la dimension ineffable d'une partie de notre expérience psychique. Ces voilages, que notre condition de *parlêtre* impose à l'observateur scientifique, tamisent les reflets de nos subjectivités.

En 1994, John C. Eccles remarquait à ce sujet que selon « […] le matérialisme d'extrapolation, les progrès de la science réduiront peu à peu le nombre de phénomènes qui paraissent explicables par le mentalisme, de sorte qu'avec le temps tout pourra être décrit à la lumière matérialiste des neurosciences. [...] » et le prix Nobel de conclure que le « […] matérialisme d'extrapolation n'est qu'une superstition cautionnée par quelques matérialistes dogmatiques [...] [qui] s'apparente à une prophétie messianique, portant en germe un avenir débarrassé de soucis – […] » (Eccles, 1994/1997, p.25). Quant à lui, Karl Popper parlait d'un « matérialisme en promesse », se développant en réaction au constat d'incompatibilité de la théorie de l'identité avec le langage ordinaire et le sens commun. Cette promesse serait celle « [...] d'un monde meilleur, d'un monde dans lequel les termes mentaux auront disparu de notre langage, dans lequel le matérialisme sera victorieux. […] » (Popper, 1977/2018, p.156).

Ainsi, ce matérialisme conjecture que tous les événements mentaux (incluant nos expériences, nos croyances, etc.), grâce aux progrès à venir des neurosciences, pourront être décrits dans leur intégralité à partir d'un vocable émanant des sciences naturelles, excluant le langage mentaliste. Toutefois, si la composante neuronale de nos pensées est une donnée difficilement contestable, aucune loi psychophysique, susceptible d'unifier le savoir neuroscientifique avec celui des sciences humaines, ne peut être énoncée en l'état actuel des connaissances.

- La neuroplasticité -

Une solution au problème corps/esprit ?

Nos objections faites à la thèse matérialiste peuvent être contrées par l'argument de la *neuroplasticité*. Contrairement aux croyances d'autrefois, les progrès des neurosciences ont permis de comprendre que le cerveau n'est pas un organe figé dans le temps. Il existe, perpétuellement, des réorganisations cérébrales, structurelles et fonctionnelles, avec une évolution colossale des connexions entre les cellules nerveuses, en réponse à des stimuli internes ou externes. Cette plasticité joue un rôle majeur dans le développement des fonctions de mémorisation nécessaires aux apprentissages.

C'est dans les années soixante-dix que l'équipe d'Éric Kandel (prix Nobel de physiologie et de médecine) a démontré qu'un conditionnement expérimental de l'aplysie (un mollusque marin) pouvait entraîner une réorganisation et des modifications fonctionnelles des synapses de cet organisme. Kandel démontra que l'habituation et la sensibilisation des neurones de cette espèce engendraient des modifications du réflexe de rétraction de la branchie et du siphon, puis il réussit à décrypter les mécanismes moléculaires à l'origine de ces phénomènes de mémorisation (Dupont, 2008). De ce fait, ces travaux ont permis d'attester les effets potentiels d'une expérience rudimentaire sur l'architecture et la fonctionnalité des synapses d'un organisme invertébré. Plus récemment, ce sont les travaux de Michael Merzenich qui ont été récompensés par le prix Kavli, ce neuroscientifique ayant mis en évidence les mécanismes permettant le développement de zones cérébrales grâce à certaines activités mentales (Gazzaniga, 2018/2022, p.47). Par ailleurs, la plasticité cérébrale a été au cœur de la thèse soutenue par Gerald M. Edelman (1992, pp.109-129) dont l'objectif était de rendre compte des liens entre l'esprit et la matière. Dans son ouvrage intitulé « Biologie de la conscience », à partir d'un raisonnement évolutionniste, le célèbre biologiste détailla sa théorie relative à la sélection des groupes neuronaux (TSGN) et formula le concept du « darwinisme neuronal », un processus sélectif, contemporain du développement du système nerveux central. Cette sélection serait générée par une modulation des connexions neuronales, sous l'effet des interactions avec le milieu extérieur. Certaines de ces connexions disparaîtraient par manque d'excitation, alors que d'autres, grâce à ce processus de sélection, subsisteraient pour créer les cartes neuronales. La TSGN repose donc sur un darwinisme individuel, agissant au cours du développement du sujet, à partir de ses interactions humaines et environnementales. Cette sélection, propre à chacun, viendrait s'ajouter à celle qui organise l'évolution phylogénétique de l'espèce.

Edelman considérait la conscience et l'esprit comme un produit émergeant de l'extraordinaire complexité du système nerveux, une émergence favorisée par ces effets de plasticité responsables de la fonctionnalisation des cartes neuronales, entre autres sous l'effet de l'expérience et des circuits de réentrées. La TSGN, en tant qu'elle conceptualise le développement des réseaux cérébraux ainsi que leurs interconnexions, démontre le processus de globalisation dans l'intégration et le traitement des données, étape nécessaire à la catégorisation conceptuelle. L'ingéniosité d'Edelman fut de démontrer les effets développementaux induits par la pression de l'expérience, au-delà du déterminisme génétique de l'individu. Chez l'être humain, l'acquisition des apprentissages survient sous l'effet de stimulations sensorielles, en particulier langagières et socio-culturelles, qui interagissent avec le tissu neuronal et déterminent les effets de plasticité. On peut supposer le rôle de ces interactions sur la sélection et la fonctionnalisation des groupes neuronaux, pour permettre l'éclosion de la signification et son exploitation par la dynamique du sens qui régit nos pensées. Cependant, cet argument ne fait que déplacer la question, parce qu'il n'indique pas la voie par laquelle la neuroplasticité dépasse les lois matérielles, pour façonner le système nerveux dans une configuration fonctionnelle apte à franchir l'étape de l'émergence du sens, source énigmatique de l'intelligence.

- L'argument émergentiste -

À l'instar d'Edelman et afin de justifier l'extraordinaire conversion qui engendre la réalité mentale à partir d'un substrat neurobiologique, l'argument de la complexité architecturale et fonctionnelle des réseaux neuronaux, qui est un argument émergentiste, représente une sortie de secours opportune, empruntée par le matérialisme pour échapper à l'impasse théorique des liens corps/esprit. L'émergentisme est une alternative philosophique permettant de concilier une ontologie moniste matérialiste[1] et une posture non réductionniste, en admettant que les propriétés mentales, bien que déterminées par des propriétés physiques, sont distinctes de ces dernières (*schéma 11*).

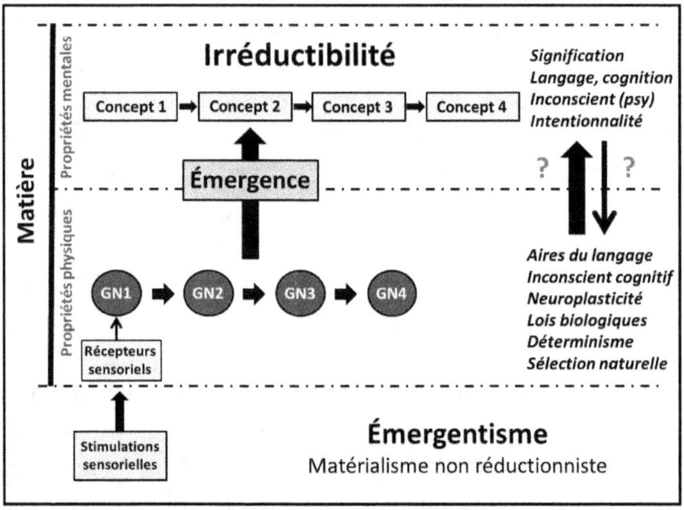

Schéma 11 - Représentation schématique du matérialisme d'orientation émergentiste. *[GN : groupe neuronal ; Inconscient (Psy) : inconscient au sens psychanalytique].*

Ce courant philosophique s'oppose, notamment, au réductionnisme atomiste, lequel conçoit la possibilité de prédire les propriétés des éléments complexes (macroscopiques) à partir de celles des atomes qui composent ces éléments. Au contraire, la théorie émergentiste soutient que *l'émergence* constitue une propriété nouvelle, à partir d'une réalité complexe, et dont l'existence n'est pas explicable par les principes de cette réalité (Steiner, 2013). Aussi, les partisans de cette doctrine

[1] Conception philosophique qui ne reconnaît qu'une seule réalité dans la nature de l'être (monisme).

estiment que la propriété émergente possède des pouvoirs causaux différents du niveau inférieur et qui lui sont propres. En opposition au matérialisme réductionniste, l'émergentisme défend l'irréductibilité des propriétés du tout à celles des unités élémentaires.

En philosophie de l'esprit, le concept d'émergence repose sur l'idée que la matière génère une réalité mentale émergente, mais sans que celle-ci puisse être prédite à partir des propriétés et des relations structurales qui caractérisent les parties constituantes du système cérébral, les cellules nerveuses en l'occurrence. C'est pourquoi, ce courant matérialiste ne considère pas le psychisme comme étant uniquement conséquentiel, c'est-à-dire réductible aux propriétés des unités composant le système nerveux, mais davantage comme une entité jouissant de propriétés causales d'ordre supérieur, émanant de la complexité organisationnelle de la matière (Jaegwon, 2000). Le saut, spéculatif, qui est proposé par l'émergentisme entre le niveau inférieur (matériel) et la propriété émergente (mentale), permet d'assurer à l'étude de la subjectivité une autonomie conceptuelle, tout en garantissant aux lois psychologiques leur irréductibilité. Bien que l'émergentisme n'impose pas d'exclure le savoir relatif aux sciences humaines, l'adhésion à cette philosophie implique l'acceptation d'un impossible, celui d'une explication scientifique des liens entre la matière et l'esprit. En définitive, ce courant de pensée convertit l'énigme du psychisme en un postulat théorique qui ne résout pas réellement les arcanes du matérialisme.

- Les effets de l'esprit sur le corps -

Si l'on refuse d'emprunter la sortie de secours émergentiste, le monisme matérialiste nécessite, selon nous, d'accepter l'étiquetage "épiphénoménal" de la pensée, celui-ci s'imposant comme corrélat du physicalisme sur lequel est fondée la naturalisation de l'esprit. Si l'on décrète que la matière et ses champs de force sont les seules entités causales de notre réalité spatio-temporelle, alors cela justifie de rejeter non seulement l'hypothèse d'une organisation de nos pensées conscientes selon des lois immatérielles, mais aussi la possibilité d'une rétro-causalité du contenu subjectif qui émerge de la matérialité cérébrale. En effet, les lois supposées de cette rétroaction du mental sur la matière, axées autour du sens et de la signification, ne sont pas compatibles avec celles qui régissent l'activité d'un tissu biologique soumis aux lois de la physique. Cela génère une forme de paradoxe intellectuel, car on ne peut ignorer le rôle causal de la signification dans l'élaboration d'un raisonnement, ainsi que toutes les conséquences somatiques déclenchées par la valeur psychique de notre esprit.

Les prochains paragraphes détaillent les nombreux arguments en faveur de l'existence de ces effets corporels, imputables à la réalité mentale en tant que telle.

1. Effet placebo, nocebo et le transfert en médecine :

L'effet placebo, que tout médecin averti a l'habitude de manipuler dans le but d'optimiser les bénéfices des soins qu'il prodigue, est tout à fait exemplaire en tant qu'il représente un événement psychosomatique dont l'intensité est mesurable par la science. En toute logique, il devrait être considéré comme un indice sérieux en faveur d'une interaction causale entre la dimension spécifiquement psychique du mental et le cerveau. Il s'agit d'ailleurs de l'un des arguments utilisés par les défenseurs du post-matérialisme pour démontrer le caractère non neuronal de la conscience (Beauregard, 2007).

L'effet placebo est un processus réel, sous-tendu par des modifications neurobiologiques qui permettent l'induction de manifestations cliniques de diverses natures. Mystérieux de prime abord, il peut apparaître à la suite de l'administration d'un traitement pharmacologique ou d'un placebo pur, ce dernier correspondant à un dispositif thérapeutique ne contenant aucun principe actif. L'effet placebo, lorsqu'il est induit par la prescription médicale d'une molécule active, correspond à un effet clinique qui s'ajoute à celui qui est déclenché par l'activité pharmacologique du traitement, mais qui n'est pas directement lié à cette dernière (partie droite du *schéma 12*).

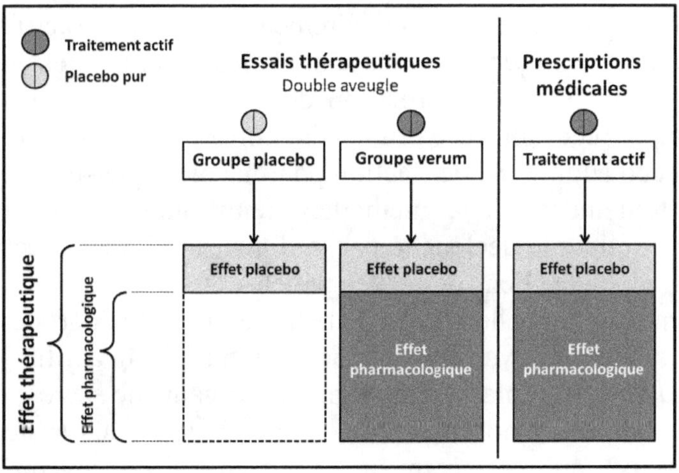

Schéma 12 - Effet placebo dans les essais thérapeutiques et en pratique médicale.

La puissance de cet effet supplémentaire est variable en fonction du contexte de la relation de soin : attentes et croyances du patient, bienveillance et suggestions du médecin, conviction de celui-ci de prescrire un traitement efficace, etc. Pour des raisons éthiques, les placebos purs sont très exceptionnellement délivrés en pratique clinique, mais leur utilisation est systématique dans les essais thérapeutiques contrôlés, protocoles de recherche nécessitant, avant leur inclusion dans ce type d'étude, le consentement des patients ou des volontaires sains. L'objectif principal de tels protocoles consiste à évaluer l'efficacité d'un procédé thérapeutique en comparant les effets cliniques dans un groupe de patients ou de volontaires recevant le verum (la molécule active), avec ceux déclenchés au sein d'un autre groupe recevant un placebo pur (partie gauche du *schéma 12*). Dans la majorité des cas, il s'agit d'études *en double aveugle*, ce qui signifie que ni les sujets de l'expérimentation ni les chercheurs ne savent si le traitement délivré est actif ou s'il s'agit du placebo. Dans le groupe recevant le traitement sans principe actif, les bénéfices cliniques mesurés sont exclusivement déterminés par le contexte de la relation de soin, alors que dans le groupe recevant le verum, ils correspondent à l'effet placebo additionné de l'action pharmacologique spécifique du traitement. Cette méthode scientifique mesure ainsi l'effet clinique déclenché par la dimension intersubjective qui régit le lien entre le patient et le prescripteur[1], permettant aux chercheurs de tenir compte de la part de cet effet dans l'analyse de l'efficacité du traitement actif.

Dans l'effet placebo antalgique, l'organisme sécrète des endorphines (morphiniques fabriqués par le système nerveux) qui entraînent un abaissement du niveau de douleur chez le patient (Rossettini, Camerone, Carlino, Benedetti, & Testa, 2020). Cette sécrétion, qui met en jeu les circuits cérébraux de la récompense, est induite par les croyances et les attentes du sujet, lesquelles sont renforcées par la conviction du médecin de prescrire un traitement efficace (Gracely, Dubner, Deeter, & Wolskee, 1985) et ce processus cristallise sous l'effet du transfert qui s'instaure

[1] Cet effet correspond à la totalité de l'effet thérapeutique du groupe recevant le placebo.

dans la relation thérapeutique. Le *transfert* est un concept émanant des sphères psychanalytiques qui s'applique également, entre autres, au champ médical. Il peut être défini, assez simplement, comme quelque chose qui s'anime *inconsciemment* dans la relation de soin, dès lors que celle-ci est organisée à partir d'une disparité symbolique des places, laquelle implique que le médecin soit considéré par le patient comme un sujet détenteur d'un savoir. Bien que l'on puisse espérer légitimement son existence pleine et entière, ce n'est pas le savoir *réel* qui détermine le transfert, mais plutôt le savoir que le patient attribue *supposément* et inconsciemment au médecin (*schéma 13*).

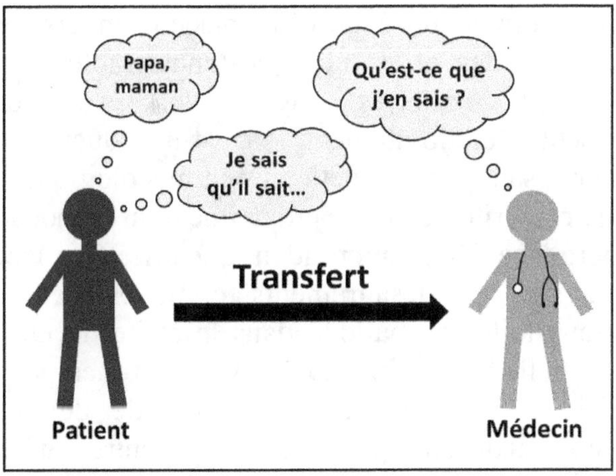

Schéma 13 - Le transfert en médecine.

Ce qui vient s'agiter dans la relation thérapeutique fait référence à une antériorité primordiale, c'est-à-dire aux liens du sujet, actualisés à l'occasion du phénomène transférentiel, avec les figures parentales qui ont supporté ses premières demandes d'amour. L'effet placebo s'échafaude à partir de ce lien singulier et des signaux cognitifs que le thérapeute, représentant symbolique d'un savoir, délivre à son patient. Cette réponse biologique de l'organisme est un processus ancré dans l'atmosphère immatérielle du lien d'altérité dont la science contemporaine affirme pourtant la nature atomique de l'origine. L'antalgie placebo prend sa source au-delà du corps, car ce ne sont pas des causalités physiques qui induisent la libération des endorphines, mais d'authentiques causalités psychiques, d'ordre symbolique. Ces dernières sont représentées par les croyances des deux protagonistes du soin et par l'agitation des forces transférentielles qui s'établissent à partir des représentations mentales du sujet qui, pour certaines, sont ancrées dans les lointaines profondeurs symboliques de l'être.

L'effet nocebo, qui est également bien connu en médecine, correspond à un effet placebo inversé et il se manifeste par des effets cliniques indésirables (nausées, vomissements, maux de tête, etc.). Ces derniers apparaissent conjointement à l'introduction d'un traitement, sans que l'action pharmacologique de la molécule prescrite ne puisse être tenue pour responsable de leur émergence. De manière identique à l'effet placebo, la survenue de ces désagréments cliniques dépend des suggestions faites au patient, dans le cadre de la relation transférentielle qui s'instaure avec le thérapeute. La recherche en neurosciences a permis de dévoiler des mécanismes neurobiologiques communs entre l'angoisse et l'effet nocebo, en particulier l'activation du système cholécystokininergique (Benedetti, Amanzio, Casadio, Oliaro, & Maggi, 1997 ; Benedetti, Lanotte, Lopiano, & Colloca, 2007). Toutefois, la reconnaissance de ce substrat matériel ne permet pas d'exclure la composante psychique originelle qui participe à la manifestation clinique de l'effet nocebo. L'intervention d'une psychogenèse, dirigeant la teneur du symptôme somatique, apparaît comme une évidence, tant l'effet nocebo s'origine du discours du praticien et plus précisément de l'information délivrée au patient sur les éventuels effets secondaires de la molécule prescrite.

2. Les troubles psychosomatiques :

Ce que nous avons souhaité souligner précédemment, par l'intermédiaire de l'effet placebo/nocebo, concerne la réalité que représentent les manifestations psychosomatiques de nos organismes, à savoir d'authentiques effets physiques corporels, déclenchés par une cause considérée comme appartenant au domaine psychique et difficilement réductible à une seule dimension matérielle. Contrairement aux manifestations purement psychogènes, le symptôme corporel d'origine psychosomatique est authentiquement physique. En dépit d'un facteur déclenchant ou favorisant d'ordre psychique, son substrat est tissulaire et il peut être décrit selon un vocable utilisant des termes physico-biologiques. Par exemple, chez un patient souffrant d'un syndrome du côlon irritable, bien que le dysfonctionnement d'organe puisse être modulé, voire déclenché par des facteurs de nature psychique, sa physiopathologie inclut une activation des voies nociceptives issues du tube digestif. Identiquement, une douleur épigastrique peut être déclenchée et entretenue par un stress psychologique, ceci par le biais d'une sécrétion accrue de liquide gastrique favorisant une acidité locale et une inflammation de la muqueuse de l'estomac. Ces troubles gastroduodénaux sont susceptibles d'évoluer vers une situation critique en cas d'hémorragie ou, plus rarement, de perforation digestive, des éventualités qui peuvent mettre en jeu le pronostic vital du patient.

Ainsi, le terme *psychosomatique* ne doit pas être interprété comme l'appellation de symptômes sans gravité dont les souffrances endurées seraient minimes, voire imaginaires. Il est d'ailleurs reconnu que de telles résonances entre le corps et l'esprit favorisent, potentiellement, l'apparition ou l'aggravation de pathologies graves comme les maladies inflammatoires du tube digestif, l'asthme, etc. Bien qu'elle n'en soit pas la cause dans la majorité des cas, cette interrelation entre le corps et l'esprit est omniprésente dans toute pathologie médicale, parce que les liens qui unissent ces deux réalités relèvent davantage d'une fusion que d'une frontière. En médecine, c'est à partir de ce rapport fusionnel entre le soma et la psyché que la plainte du sujet peut être entendue. La prise en compte de cette résonance structurelle protège le malade d'une interprétation sentencieuse et psychologisante de ses symptômes ou, à l'inverse, d'une expertise médico-technique déniant la dimension psycho-affective, laquelle est pourtant inévitablement engagée dans la pathologie du corps. Si la lésion de l'infarctus du myocarde siège dans le cœur, la douleur ressentie, qui est une manifestation somato-psychique aiguë - dont on sait d'ailleurs qu'elle peut majorer l'ischémie myocardique (Herlitz, Hjalmarson, & Waagstein, 1989) - engage le sujet dans son entièreté. Il en va de même pour l'irruption soudaine d'une crise d'angoisse qui, classiquement, peut s'associer à des symptômes corporels bruyants et multiples : accélération de la respiration (polypnée) et du rythme cardiaque (tachycardie), palpitations, tremblements, diarrhées, sensations de malaise, bouffées de chaleur, douleur épigastrique, etc.

Il est d'ailleurs possible d'imaginer une situation clinique impliquant une maladie coronarienne[1] et une pathologie anxieuse, avec une résonance respective de ces deux problématiques, comme nous l'avons illustrée dans le *schéma 14* (page 109). Des facteurs psychogènes, représentés ici par des événements de vie douloureux et/ou

[1] Obstruction progressive des artères cardiaques par des plaques d'athérome, entraînant un risque d'infarctus du myocarde.

traumatiques, peuvent amener le sujet à débuter ou à majorer un tabagisme, parallèlement à l'installation d'un comportement sédentaire (1), facteurs de risque cardio-vasculaire, avec possibilité d'apparition ou de majoration de lésions coronariennes (2).

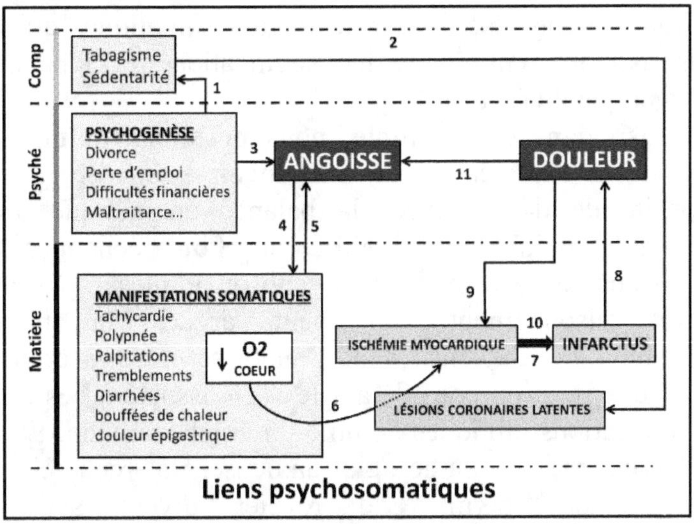

Schéma 14 - Représentation d'un scénario psychosomatique chez un sujet anxieux et coronarien. *[Comp : comportements ; O2 : oxygène].*

Ces événements de vie négatifs peuvent induire le symptôme d'angoisse dans sa dimension subjective (3), symptôme qui s'associe possiblement à tout un cortège de signes physiques (4) dont l'apparition est susceptible de majorer l'anxiété par l'intermédiaire du vécu expérientiel de ces manifestations (5). Parmi ces signes physiques, la tachycardie, c'est-à-dire l'augmentation de la fréquence cardiaque, peut potentiellement déséquilibrer le bilan entre les apports et la consommation d'oxygène du muscle cardiaque (Shaper, Wannamethee, Macfarlane, & Walker, 1993). En cas de lésions coronariennes latentes, on peut conjecturer que ce déséquilibre puisse favoriser une ischémie myocardique (6) avec pour conséquence un infarctus du myocarde (7). Par ailleurs, la douleur engendrée par l'infarctus (8) est un facteur qui renforce potentiellement l'ischémie myocardique (9) et, de ce fait, l'étendue des lésions cardiaques (10). D'autre part, elle peut renforcer l'angoisse (11) et les signes somatiques qui lui sont associés, entraînant une aggravation de la balance énergétique du myocarde.

Ainsi, dans cet exemple, nous postulons qu'un état psychique, caractérisé par une angoisse intense, ait la capacité de décompenser la balance énergétique d'un myocarde prédisposé à s'infarcir. Pour échapper au dualisme que ces résonances psychosomatiques imposent à notre raisonnement, on peut arguer la nature neurobiologique exclusive de l'angoisse et de la douleur cardiaque, tout en considérant le *vécu* associé à ces deux manifestations cliniques comme un épiphénomène. En ce qui concerne la pathologie anxieuse, la recherche a effectivement permis de révéler divers substrats neurobiologiques impliqués dans sa genèse (rôle du cortex insulaire, de l'amygdale, du système GABAergique, de l'ocytocine, etc.). Il a même été démontré le rôle possible du microbiote intestinal dans la physiopathologie des troubles anxieux et de la dépression (Nikolova et al., 2021). Récemment, dans une étude expérimentale chez la souris, une équipe française a d'ailleurs mis en évidence une médiation par le nerf vague de ces effets thymiques induits par une dysbiose intestinale (Siopi et al., 2023). En outre, on sait que le rongeur soumis à un stress environnemental, dénué de sens, va développer un comportement spécifique d'isolement, corrélé à certains patterns neurobiologiques non observés dans le groupe contrôle.

Aussi, on pourrait être tenté de réduire l'angoisse à une dimension exclusivement matérielle, mais une telle réduction impose de dénier le rôle de l'esprit, à proprement parler, dans l'émergence de cette pathologie et des comportements qu'elle induit en réaction à des excitations sensorielles stressantes. Il est pourtant difficile d'ignorer les effets corporels engendrés par un stimulus, y compris lorsque celui-ci est précisément déterminé par la *signification* qu'il produit, effets dont nous proposons une démonstration de l'existence dans le prochain paragraphe[1].

3. Effets somatiques de la signification :

Chez l'être parlant, le développement de symptômes anxieux, liés à des événements de vie malheureux ou à une situation menaçante, implique la survenue d'éléments comportementaux et somatiques générés par un contenu mental chargé de significations, agissant au-delà d'une simple adaptation biologique à la matérialité d'un stimulus agressif.

Afin d'étayer cette affirmation, nous invitons le lecteur à se reporter au *tableau 2* (page 112) qui compare deux situations de stress différentes : la première survient chez un rongeur soumis à un stimulus électrique (stimulation physique dénuée de sens) dont la répétition va mener l'animal stressé à s'isoler (comportement d'évitement) ; la seconde concerne des voyageurs imaginaires, embarqués à bord d'un avion dont les commandes ont été dérobées aux pilotes par des terroristes qui en informent les passagers en utilisant la radio du commandant de bord. La nature du stimulus stressant appliqué sur le rongeur est purement physique, alors que l'annonce angoissante faite par les pirates de l'air est également verbale. La réponse psycho-comportementale générée chez les voyageurs résulte,

[1] On notera qu'il s'agit bien des effets somatiques de la signification qui vont être abordés dans le prochain paragraphe. Les effets corporels du signifiant seront traités un peu plus loin.

exclusivement, de la *signification* du message et non pas de la nature physique des sons. Le terroriste, chargé d'annoncer le détournement de l'aéroplane, pourrait bien énoncer les choses avec la voix berçante de la plus aimante des mamans, cela ne modifierait que très peu les effets psycho-comportementaux observables chez les otages.

Victime(s)	Stimulus	Nature du stimulus	Causalité stressante	Réponse
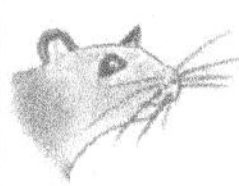 Rongeur	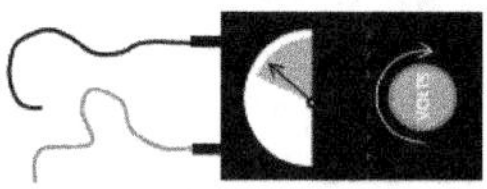 Électrique	Physique	Physique	Angoisse Isolement etc.
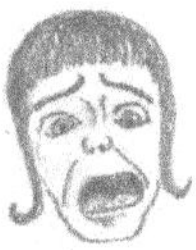 Passagers d'un avion	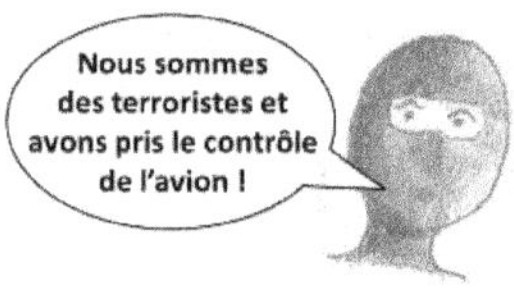 Paroles	Physique	X	Angoisse Agitation Prostration Hurlements etc.
		Verbale	<u>Signification</u>	

Tableau 2 - Impact matériel de la signification.

Par conséquent, contrairement à l'électrification du rongeur, c'est uniquement le *sens* des mots qui détermine la valeur terrifiante du stimulus auditif chez les passagers du vol détourné. Cette agression langagière et les représentations mentales spécifiques qu'elle mobilise chez les victimes sont responsables de l'activation des circuits neurophysiologiques propres à l'angoisse, mais aussi de la réponse comportementale lui étant associée. Dans le cas présent, on peut donc considérer que seule la valeur immatérielle du facteur de stress (signification de l'annonce verbale du détournement) génère les effets comportementaux et corporels de l'angoisse, ce qui revient à admettre un effet causal du psychisme, en tant que réalité purement subjective, sur la matérialité du corps.

Ainsi, tenant compte de la réalité des effets somatiques de la signification, il nous apparaît erroné d'envisager l'angoisse comme un simple dérèglement des systèmes adaptatifs cérébraux, ceci en présupposant un déterminisme neurobiologique exclusif à son émergence. Chez le parlêtre, le comportement qui résulte de sa manifestation symptomatique se distingue de celui, primitif, qui mène le rongeur à s'isoler lorsque son appareil perceptif est soumis à des stimuli menaçants dénués de sens. Si le substrat neurobiologique de l'angoisse est une réalité avérée, sa psychogenèse peut difficilement être niée et cette pathologie nous fournit une preuve sérieuse en faveur de l'impact corporel d'une souffrance subjective, immatérielle jusqu'à preuve du contraire, marquée par le sceau du symbolique et orchestrée par le langage.

Dans sa forme la plus dramatique, à l'instar de la dépression, l'angoisse peut malheureusement mener le sujet au suicide. À bien y réfléchir, ce geste de désespoir n'est rien d'autre que la forme la plus sévère et irréversible des pathologies psychosomatiques, avec pour singularité la participation d'une volition du sujet dans l'aboutissement de l'acte fatal. Reconnaître la non-exclusivité biologique des facteurs qui engendrent un état cérébral s'exprimant cliniquement par un syndrome anxio-dépressif, c'est accepter la possibilité que des éléments d'un registre non matériel puissent participer à la survenue d'un acte suicidaire, c'est-à-dire à un processus d'autodestruction de matière biologique. Cela équivaut, funestement, à reconnaître un effet causal spécifique de la valeur psychique de l'esprit à l'endroit du corps.

4. Effets corporels de la méditation :

À cette argumentation en faveur de l'interaction psyché/matière, il convient d'ajouter les effets de la méditation, via la neuroplasticité cérébrale. Plusieurs travaux de recherche suggèrent son action bénéfique sur le système immunitaire, la dépression et le stress, mais également sur le vieillissement cellulaire par l'intermédiaire d'une augmentation du niveau de télomérase (Jamil et al., 2023). Cette enzyme, qui assure la formation des télomères situés au niveau de l'extrémité des chromosomes, limite le vieillissement cellulaire. Par ailleurs, des travaux de recherche, menés par l'équipe de Richard Davidson aux Etats-Unis, ont démontré que la pratique de la méditation pleine conscience entraînait une moindre réactivité de l'amygdale cérébrale, un noyau encéphalique appartenant au système limbique et impliqué dans l'émergence des émotions, de l'anxiété et de la peur (Kral et al., 2018).

5. Inscription corporelle du Signifiant :

Si les résonances psychosomatiques, dont celles évoquées précédemment, nous éclairent sur l'intimité que l'esprit et le corps entretiennent mutuellement, le *trouble de conversion*, un symptôme purement psychogène, nous démontre à quel point le psychisme peut venir perturber le corps, jusqu'à s'y inscrire *métaphoriquement*. Malgré son évolution contemporaine, le symptôme de conversion, tel qu'il a été décrit historiquement par Freud dans la névrose hystérique (Freud & Breuer, 1895/1971), continue, semble-t-il, à faire consensus chez les psychanalystes d'orientation freudienne ou lacanienne. Bien qu'il s'agisse d'une manifestation d'apparence corporelle, c'est le refoulement d'un conflit intrapsychique qui engendrerait sa survenue. De sémiologie variable, ce symptôme peut prendre, par exemple, l'apparence d'une paralysie d'un membre (simulant un déficit neurologique), d'un trouble de la parole, de malaises d'allure épileptique, d'un syndrome douloureux, etc. Son origine psychogène est ignorée du patient - et parfois du médecin - ce qui le différencie du *trouble factice* que l'on peut rencontrer à l'occasion d'une simulation, tableau clinique créé *consciemment* par un individu afin d'obtenir des bénéfices sociaux ou financiers (certificats médicaux, arrêts de travail, etc.).

L'hystérie de conversion est donc caractérisée par une inscription corporelle du symptôme (*schéma 15*), celui-ci étant arrimé au langage en tant que transformation métaphorique d'un conflit intrapsychique, conflit en ayant déterminé son émergence.

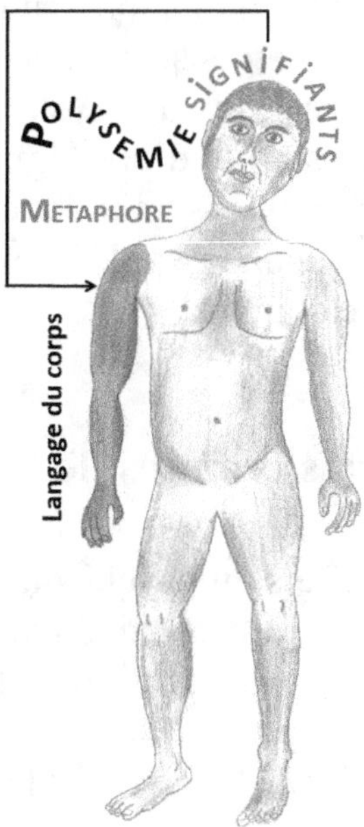

Schéma 15 - Le trouble de conversion.

Si l'examen clinique et l'exploration corporelle du patient restent nécessaires pour s'assurer de l'absence de lésion somatique, la clé du symptôme de conversion, en tant qu'il est un effet de la chaîne signifiante, est à entendre au sein même du discours de celui ou celle qui en souffre. Ce langage du corps est rendu possible grâce à l'immersion de l'être dans la parole, via des processus singuliers empruntant les voies du symbolique dont les bases neurophysiologiques ne sont pas établies à ce jour. La matérialité du langage, c'est-à-dire les effets physiques des sons sur les aires corticales, via l'appareil auditif, pourrait représenter une piste pour naturaliser la conversion. Mais ce ne sont pas uniquement les sons qui organisent la clinique de l'hystérie, ce sont les signifiants, maillons de l'équivocité du langage, impliquant une opération symbolique dans leur manifestation symptomatique. La paralysie ostentatoire d'un membre, en tant que langage du corps, non intentionnelle consciemment et en l'absence de lésion ou de dysfonction du système nerveux, nous démontre ainsi la possibilité d'une signature corporelle du psychisme, via les règles symboliques qui régissent le langage, sans qu'aucune explication matérialiste ne permette d'en rendre compte.

- Les trois mondes de Popper -

La question des effets du psychisme sur la matière a été au cœur de la théorie de l'esprit défendue par le philosophe des sciences Karl Popper, celui-ci ayant modélisé notre réalité sous la forme de *trois mondes* (Eccles, 1994/1997, pp.19-21 ; Popper, 1977/2018, p.46) : le premier (*Monde 1*) correspond aux choses et états matériels de l'ensemble du cosmos (matière, énergie, êtres vivants, substrat matériel de la créativité humaine) ; le second (*Monde 2*) inclut les états de conscience (perceptions, souvenirs, pensées, connaissances subjectives, etc.) ; le troisième (*Monde 3*) est constitué des connaissances au sens objectif (patrimoine culturel, systèmes théoriques, etc.). Selon Popper, ce troisième monde est « [...] un produit partiellement autonome de l'esprit humain » (Popper, 1977/2018, p.253) et le deuxième monde (la conscience) interagirait avec les *Mondes 1 et 3*. On peut par exemple considérer qu'un livre, qui est un objet appartenant au premier monde du fait de sa matérialité, est également porteur d'un savoir objectif immatériel (la signification du texte), classé dans le troisième monde, qui résulte d'une interaction du *Monde 2*, celui des états de conscience, avec les deux autres.

Le monde des connaissances objectives (*Monde 3*) contient les savoirs qui organisent nos sociétés dans des domaines aussi variés que la science, la justice, la philosophie, la théologie, etc. D'après Popper, ce monde théorique, qui se développe à partir de son interaction avec les états de conscience (*Monde 2*), correspond à une réalité *immatérielle* dont l'organisation ne semble pas structurée par les lois du monde matériel (*Monde 1*), mais qui, pourtant, impacte celui-ci. La matérialité du texte contenu dans le livre que notre lecteur tient entre ses mains et, plus généralement, tout objet matériel engendré par la connaissance (voiture, maison, échiquier, hélicoptère, ordinateur, etc.) peuvent en témoigner. En conséquence, le fonctionnement de nos sociétés nous apporte un argument fort en faveur des potentialités causales de l'esprit (dans sa dimension immatérielle) sur la matière.

Dans le *schéma 16* (page 118), à partir d'une réflexion au sujet des trois mondes popperiens, en dépit d'échelles de temps incomparables, nous avons tenté de mettre en exergue l'effet adjuvant que le *Monde 3* opère progressivement sur la matière biologique, parallèlement à l'impact de la génétique (G) et de la sélection naturelle (SN) sur l'évolution de l'espèce. Ce monde de la connaissance objective, s'inscrivant dans un cadre socioculturel à un instant donné, est construit progressivement à partir de la conscience (*Monde 2*) et des facultés langagières de l'espèce humaine. Certains concepts (éducatifs, philosophiques, scientifiques, théologiques, politiques, etc.) sont progressivement abandonnés, alors que d'autres les remplacent et viennent modifier, au cours du temps, le contenu de ce monde immatériel, structuré selon des lois n'obéissant pas à celles de la matière. Il est évident que les apprentissages, médiés entre autres par le langage et résultant de l'immersion culturelle du sujet au cœur de ce monde de la connaissance objective, viennent façonner les structures anatomo-fonctionnelles de l'encéphale, via la neuroplasticité (NP) qui agit ainsi parallèlement à la phylogenèse.

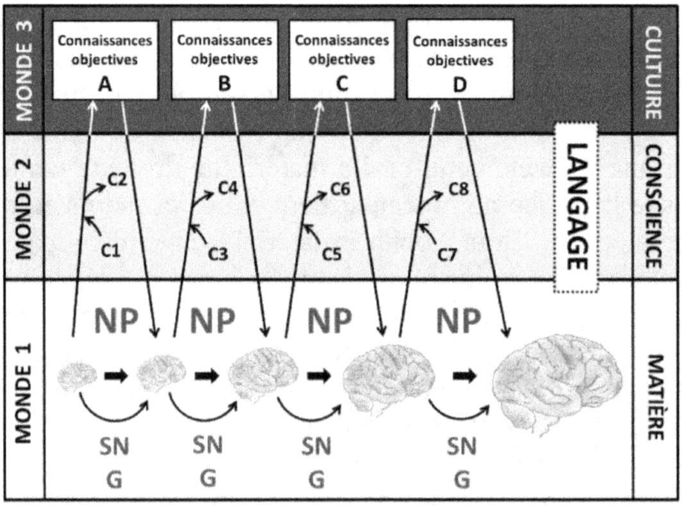

Schéma 16 - Réflexion de l'auteur à partir des trois mondes proposés par Karl Popper. *[C : concept ; NP : neuroplasticité ; SN : sélection naturelle ; G : génétique].*

Afin de saisir l'impact de ce monde de la connaissance objective sur la matière, tentons une expérience de pensée en imaginant les effets que déclencherait l'éducation d'un nourrisson du XXIe siècle au sein d'un système socio-culturel paléolithique, tel qu'une tribu d'Homo erectus : malgré un statut génétique relativement avancé, engendrant une structuration cérébrale et des fonctions innées plus élaborées que celles de ses congénères non sapiens, l'enfant serait bien évidemment dans l'incapacité d'acquérir les compétences attendues par la société d'aujourd'hui, ceci en raison d'une exposition à un *Monde 3* structuré pré-historiquement. Inversement, un nouveau-né doté d'un encéphale primitif, s'il venait à être immergé dans un *Monde 3* contemporain, développerait sans doute des facultés d'apprentissage que nous jugerions anachroniques vis-à-vis de son époque génétique et évolutive. Ce différentiel positif ou négatif, qui concerne les compétences acquises par ces deux enfants, peut être considéré comme intégralement déterminé par les effets de neuroplasticité qui résultent de l'exposition au troisième monde de Popper.

Ce monde immatériel de la connaissance, évoluant au fil des générations de manière en partie autonome vis-à-vis des lois darwiniennes et de la génétique, représente indéniablement une *réalité* avérée, *causale* de surcroît, qui impacte la matière par l'entremise des capacités neuroplastiques du cerveau, sous l'égide de la conscience. S'appuyant sur le raisonnement de Socrate dans le Phédon au sujet du *soi moral responsable*, que le philosophe grec tenait pour incompatible avec une explication causale physicaliste, Popper écrivait que « [...] le Monde 1 physique ne se suffit pas à lui-même [...] [et qu'il] est ouvert causalement au Monde 2 (et à travers lui au Monde 3) » (Popper, 1977/2018, p.255).

En réalité, cette causalité de l'esprit sur la matière est un fait d'une grande banalité que nous expérimentons à chaque instant, sans y prêter attention. Lorsque le joueur d'échecs, pour cerner le roi de couleur opposée, déplace son pion et inflige l'échec et mat à son adversaire, l'activité neuromusculaire de la main victorieuse est induite par la *stratégie causale* qu'il a élaborée dans son esprit et qui est organisée par des lois non biologiques. Cet effet de l'esprit sur la matière, chaque lecteur peut le tester immédiatement dans son propre laboratoire du soi, en décidant, par exemple, d'agiter l'un de ses bras. C'est bien la volonté de mouvoir le membre, c'est-à-dire une réalité d'ordre psychique, qui est mise en acte par la matière neuromusculaire. L'origine et la nature de cette énergie, douée de volonté et qui semble dépasser l'inéluctabilité du déterminisme d'une matière soumise aux lois physico-biologiques, restent mystérieuses. Ainsi, notre culture matérialiste devrait nous inciter à considérer nos capacités motrices volontaires comme un *miracle* se répétant, successivement, lors de chacun de nos gestes. Aucune loi physique, connue à ce jour, ne permet de rendre compte de l'émergence ponctuelle d'une volonté au sein d'un système matériel, fût-il biologique et pluricellulaire. La dépendance de nos humeurs à notre état neurobiologique est un fait établi, mais l'énergie permettant l'irruption d'un acte volontaire, indépendamment de toute stimulation externe, est beaucoup plus énigmatique. C'est cette énigme que questionne Roger Penrose dans son ouvrage « Le nouvel esprit de l'empereur » :

« Comment se fait-il qu'une conscience, par l'action de sa volonté, influence effectivement le mouvement des choses matérielles (en apparence déterminé par la physique) ? [...]. Il semble que nous ayons là sous le nom “d'esprit” (ou plutôt de “conscience”) une “chose” immatérielle qui, stimulée par le monde matériel, est aussi capable d'influer sur lui ». (as cited in Eccles, 1994/1997, p.61).

Ce questionnement a le mérite de reconnaître que le modèle théorique actuel, proposé par la science matérialiste, ne permet pas de répondre à toutes les questions que soulève l'énigme des rapports corps/esprit. Dans le prochain chapitre, nous allons justement aborder le sujet de la conscience telle qu'elle est appréhendée par la recherche neuroscientifique contemporaine.

Ce qu'il faut retenir du chapitre « Le grand paradoxe »

→ La matière et l'esprit, malgré des rapports intimes, correspondent à **deux réalités** obéissant à des lois différentes.

→ Le **physicalisme**, qui assure les fondements du matérialisme, implique corrélativement **la dimension épiphénoménale** de ce qui constitue la valeur **purement psychique de l'esprit**.

→ À ce jour, la théorie matérialiste n'est pas en capacité de déterminer précisément les mécanismes physiques dont s'origine **l'émergence du sens** qui organise nos pensées conscientes.

→ **L'émergentisme** (matérialisme non réductionniste) convertit l'énigme du psychisme en un postulat théorique qui ne résout pas l'énigme des liens entre la matière et l'esprit.

→ **Le psychisme** semble doué d'une **efficacité causale sur la matière**, efficacité incompatible avec l'épiphénoménisme qui incombe au matérialisme. C'est dans cette incompatibilité que réside ***le grand paradoxe***.

CHAPITRE III

Science de la conscience

« Le monde est un lieu étonnant et l'idée que nous disposons des outils de base nécessaires pour le comprendre n'est pas plus crédible aujourd'hui qu'au temps d'Aristote ». Thomas Nagel (2018, pp.14-15).

- Introduction -

Dans ce chapitre, nous livrerons, sommairement, un aperçu non exhaustif des rapports que les neurosciences d'aujourd'hui entretiennent avec le phénomène de la conscience. Grâce au développement des sciences cognitives, celle-ci est progressivement devenue un objet d'étude presque comme les autres, réductible à l'activité de réseaux neuronaux complexes que les images colorées des IRM fonctionnelles immortalisent dans les annales neuroscientifiques. Cette approche a-t-elle pour autant entériné le mystère ontologique que la conscience représentait jusqu'alors ?

Considérant que les états mentaux ne sont rien d'autre que des états physiques du cerveau, la *théorie matérialiste de l'identité psychophysique* répond par l'affirmative à cette question. Jean-Pierre Changeux, pionnier en la matière[1], parlait déjà en 1983 de « [...] - détruire les barrières qui séparent le neural du mental et [de] construire une passerelle, aussi fragile soit-elle, permettant de passer de l'un à l'autre - [...] » (Changeux, 1983, p.225). Sans vouloir tout expliquer, il s'agissait pour le célèbre

[1] C'est le cas de le dire !

neurobiologiste français « […] de jeter une échelle contre les murs de la "Bastille" du mental. […] » (Changeux, 1983, p.225) et de jumeler des contenus psychiques déterminés, avec leurs substrats cérébraux, ces derniers étant représentés par les états d'activité physique des groupes neuronaux. Cette entreprise est toujours en cours dans le milieu des neurosciences et c'est grâce aux éléments de l'introspection, confrontés à l'imagerie fonctionnelle et aux explorations électrophysiologiques, que l'identité psychophysique s'élabore progressivement dans les laboratoires de recherche.

Toutefois, les variations métaboliques du tissu cérébral, mesurées en IRM fonctionnelle lorsque la conscience fait irruption dans les pensées du sujet de l'expérimentation, représentent-elles une preuve irréfutable quant à la nature matérielle, neuronale en l'occurrence, du phénomène conscient ? Irréfutable, assurément pas, car il s'agit là d'une affirmation constituant l'un des axiomes du matérialisme et qui, de toute évidence, ne peut s'ériger en preuve, laissant la voie libre au postulat dualiste concurrentiel. Innocenter le rayonnement solaire dans la formation du clair de lune relève d'un biais épistémologique évident pour tout le monde. Postuler que "*la conscience est au cerveau ce que le Soleil est à la Lune*" est une hypothèse qui ne peut être réfutée par la science, en tout cas en l'état actuel des connaissances[1].

Depuis l'époque à laquelle Jean-Pierre Changeux publiait *L'homme neuronal* et grâce aux progrès colossaux de l'imagerie fonctionnelle, les neurosciences cognitives n'ont cessé de se développer et d'enrichir nos connaissances sur le fonctionnement du cerveau. L'avènement de l'homme neuronal, en tant que quintessence de la sélection naturelle, continue à faire le

[1] Nous détaillerons cette métaphore à la fin du chapitre V.

bonheur des scientifiques matérialistes dont fait partie Stanislas Dehaene, l'une des élites françaises de la recherche sur le cerveau. Ses travaux sur la conscience se basent majoritairement sur le mariage heureux entre les explorations fonctionnelles cérébrales (IRMf, électroencéphalographie, magnétoencéphalographie) et les sciences cognitives. De cette union, sont nées de nombreuses données permettant de corréler des profils d'activation cérébrale (métaboliques et électrophysiologiques) avec la conscientisation de stimulations de diverses natures. Cette corrélation a permis d'établir des *signatures de la pensée consciente*, au point de renforcer la crédibilité du matérialisme et, plus particulièrement, celle de la théorie de l'identité psycho-physique. Les images colorées qui s'animent sur les écrans de l'IRM fonctionnelle, reflets des variations métaboliques cérébrales, sont désormais considérées comme étant en capacité de livrer les mystères d'une subjectivité qu'il conviendrait de déchiffrer à travers des profils prédéfinis de signaux cérébraux, de nature métabolique et/ou électrique. Ce projet repose sur l'espoir d'un savoir complet qui réunirait celui des sciences humaines et du système nerveux, un savoir qui serait en mesure d'établir l'ensemble des *codes neuronaux* pour un individu, c'est-à-dire la totalité des différents patterns neurophysiologiques pour chacun de ses états mentaux. L'aboutissement d'un tel projet validerait définitivement l'aphorisme de Jean-Pierre Changeux qui, au siècle dernier, écrivait que l'homme « […] n'a dès lors plus rien à faire de "l'esprit", il lui suffit d'être un homme neuronal. […] » (Changeux, 1983, p.227).

Par nécessité épistémologique et afin de garantir la reproductibilité des affiliations opérées par la théorie de l'identité, les neurosciences réduisent les éléments psychiques étudiés à des objets mentaux, c'est-à-dire à un contenu accessible par l'introspection et possiblement verbalisable par le sujet de l'expérimentation. Si cette opération de réduction est tout à fait légitime sur le plan méthodologique, et ce, afin de permettre aux neurosciences d'objectiver les contenus mentaux, elle ne permet nullement d'inclure les nuances infinies des affects, ainsi que celles des non-dits et de toutes ces choses qui enrobent intimement les pensées du *parlêtre*. C'est cette inaccessibilité que le neurologue Dominique Laplane souligne dans son « Essai philosophique sur la liberté de l'homme neuronal » :

« La pensée n'est et ne sera jamais un objet de connaissance. La science objective de demain ne nous apprendra rien sur elle en tant que telle, en tant qu'elle est pensée. Tous nos énoncés sur son compte ne seront jamais ni confirmés ni contredits par la science objective, qu'elle soit d'aujourd'hui ou de demain ». (Laplane, 1987, p.75).

En dépit de l'ambitieux projet visé par la science, on peut suspecter que l'opacité de la psyché dans sa dimension non langagière - à laquelle s'ajoute celle des effets de langages inconscients qui contraignent le *parlêtre* - rende quelque peu absurde la réduction objectale d'une économie subjective, animée par le désir, alors même que ce dernier, camouflé dans l'équivoque du discours, demeure obscur, y compris pour l'être parlant dont il s'origine. Ceci étant dit et bien que ces réserves ne relèvent en aucun cas du détail, les chercheurs en neurosciences n'ont guère d'autre choix que l'application d'une méthodologie basée sur une intention d'objectivité maximale, puisque celle-ci fonde l'épistémologie de leur discipline. Cependant, ce résidu, qui échappe inévitablement de par sa nature phénoménale et subjective, mérite d'être souligné afin que les données scientifiques, relatives à l'étude de l'esprit, ne soient pas prises pour argent comptant au sein du débat ontologique.

- Principales théories de la conscience -

1. La théorie de l'espace de travail neuronal global (GNWT) :

La GNWT est une théorie relativement ancienne, décrite initialement dans les années quatre-vingt par Bernard Baars, neuroscientifique à l'institut des neurosciences de San Diego aux États-Unis. Depuis cette époque, la conceptualisation de l'espace de travail neuronal global s'est largement développée, en particulier grâce aux travaux des Français Jean-Pierre Changeux, Stanislas Dehaene et Lionel Naccache (Dehaene & Naccache, 2001). La GNWT représente l'une des théories majeures disponibles aujourd'hui pour comprendre l'accès à la conscience. Elle décrit le processus singulier par lequel les informations afférentes, quelle que soit leur nature, accèdent ou non à un espace de travail neuronal spécifique dont dépendrait leur conscientisation.

De multiples *modules spécialisés*, à savoir des circuits neuronaux spécifiques, traitent en parallèle et de manière automatique divers signaux entrants, sans que l'information y étant associée ne parvienne systématiquement au champ de la conscience. Selon la GNWT, la conscientisation du processus nécessite le partage et la diffusion de cette information au cœur d'un plus vaste réseau, comprenant, notamment, le *cortex préfrontal*. Ainsi, il existerait une matrice neuronale, dont l'accès serait *restrictif*, qui permettrait un traitement conscient et non stéréotypé de certaines informations issues des différents processeurs neuronaux. L'amplification attentionnelle et la mise en partage de cette information, au sein de l'espace de travail neuronal global, induirait sa conscientisation ; dans le cas contraire, cette activité informationnelle serait vouée à demeurer inconsciente.

Aussi, comme cela a pu être démontré de manière expérimentale, l'activité générée par un stimulus subliminal[1] disparaît progressivement à la suite de sa propagation corticale, alors qu'une stimulation destinée à être conscientisée va déclencher une activité cérébrale qui, soudainement, s'amplifie pour embraser les circuits pariétaux et frontaux (Dehaene, 2014, pp.167-172). La traduction électrophysiologique de cet embrasement se produit environ 300 millisecondes après le déclenchement d'un stimulus supraliminaire et se caractérise par l'observation d'une onde d'activation nommée « P300 » (Dehaene, 2014, pp.172-177). Cette onde est associée à l'expérience consciente qui suit la stimulation sensorielle et elle n'est pas retrouvée en l'absence de conscientisation du stimulus.

La GNWT établit donc une conceptualisation du système neuronal, dynamique et sélectif, permettant *l'accès* de certaines informations au champ de la conscience. Pour autant, cette théorie ne fournit aucun éclairage scientifique sur la nature de *l'expérience mentale* associée à cet accès et dont, pourtant, on pressent le rôle majeur dans le processus métacognitif, précisément du fait de sa dimension expérientielle. La réflexion au sujet de l'instance instigatrice de cette dynamique se retrouve laissée en friche, au profit d'une description fonctionnelle et neurophysiologique d'un système composé de multiples communautés de neurones qui partagent de l'information. On peut évidemment se demander si le processus décrit par la GNWT est véritablement *constitutif* de l'expérience ou si, à l'inverse, cette même expérience n'est rien d'autre qu'une entité psychique irréductible, un élément fondamental de l'univers (comme certains l'affirment),

[1] Stimulus ne dépassant pas le seuil de conscientisation.

capable de diriger la dynamique de l'espace de travail neuronal global.

En réalité, nous ne savons pas exactement ce à quoi assistent les neuroscientifiques lorsque l'onde P300 fait brutalement irruption pour embraser la matière.

2. Les théories computationnelles de l'esprit :

À l'occasion d'une conférence en 2017 pour l'association S³Odéon, Stanislas Dehaene, vulgarisant les résultats de ses travaux de recherche, compare la conscience à un système algorithmique de traitement de l'information (Conférence de Stanislas Dehaene, 2017). À partir d'une analogie entre le cerveau humain et l'ordinateur de bord d'une automobile, le professeur au Collège de France soutient que si un système informatique parvenait à diffuser l'information, aussi largement que le permet notre encéphale, et à la condition que ce système jouisse de capacités artificielles d'introspection, alors une conscience pourrait en émerger. Pour conclure cette conférence, il déclare d'ailleurs : « Est-ce que l'on pourra un jour construire des machines qui seront conscientes ? Non seulement la réponse est oui, mais c'est exactement ce que nous sommes ».

Considérant qu'un programme informatique élaboré serait apte à générer des pensées et un système conscient, cette approche scientifique est compatible avec les théories computationnelles, une forme de fonctionnalisme en philosophie de l'esprit. Cette branche du cognitivisme, dont Jerry Fodor a été l'un des principaux représentants, a tenté de réhabiliter le mental après la politique de l'autruche pratiquée par les adeptes du behaviorisme. Ces derniers avaient tout bonnement exclu l'expérience subjective du champ scientifique, la jugeant incompatible avec les critères d'objectivité requis par la science. Malgré cette réhabilitation des concepts mentaux, les sciences cognitives computationnelles réduisent le cours de nos pensées à des calculs mécaniques et font naître un individu psychiquement déterminé par ses câblages neuronaux, substrat d'une lecture algorithmique du monde. En lieu et place du sujet de l'inconscient, celui du désir, est substituée une entité biologique, douée d'intelligence, dont l'activité mentale non conscientisée ne serait qu'une affaire de niveau de vigilance. Corrélativement, le refoulement psychique, celui que les freudiens affectionnent particulièrement, est relégué au rang des antiquités théoriques. L'être humain est pensé comme un système automatisé traitant de l'information et générant des « outputs » à partir des « inputs » qu'il reçoit, comme l'explique Brigitte Chamak (2004) dans son analyse de la théorie computationnelle développée par Jerry Fodor dans les années quatre-vingt.

Le computationnalisme, selon nous, répand le terreau idéal aux espoirs transhumanistes et la réduction que cette conception scientifique agit à l'endroit de nos subjectivités, en délaissant leur part expérientielle, entraîne la forclusion de quelque chose qui, pourtant, fait encore humanité dans la communauté du *parlêtre*. Le cerveau est incontestablement une machine biologique performante, dont les potentialités nous démontrent l'ingénierie naturelle inégalée des processus de sélection décrits par Darwin. Il n'en demeure pas moins que le panache de la vie biologique se retrouve exclu par l'analogie computationnelle citée plus haut. L'intelligence artificielle, malgré les exploits technologiques qu'elle requiert, ne nous paraît représenter qu'une vulgaire contrefaçon, déshumanisée et déshumanisante, de la pensée consciente. Le déterminisme computationnel, dénué du moindre sentiment et de toute valeur morale, règne en maître absolu au cœur de nos réseaux informatiques ; si la domotique nous promet des entités matérielles aux performances gigantesques, rivalisant toujours davantage avec les capacités humaines, permettons-nous de supputer que ces mêmes entités ne jouiront jamais des privilèges de la subjectivité. L'expérience consciente ne semble émerger ni de la complexité architecturale de nos circuits neuronaux ni de « l'intégration » de l'information[1], mais bien davantage des mystères de la vie biologique.

À son époque, à ceux qui se questionnaient sur le niveau de complexité informatique à partir duquel il était possible d'attribuer une conscience à un ordinateur, John C. Eccles, faisant preuve de lucidité, répondait ironiquement : « [...]. Traitez les ordinateurs comme bon vous semble et n'ayez aucun scrupule ! [...] » (Eccles, 1994/1997, p.28).

3. La conscience et les sentiments de Damasio :

Si la dimension phénoménale de la conscience n'est pas au cœur de la théorie de l'espace de travail neuronal global et des théories computationnelles, elle représente en revanche un élément central pour le neuroscientifique Antonio Damasio, celui-ci soulignant le rôle primordial des « sentiments » dans l'apparition de l'expérience consciente. Sous ce terme, il désigne les affects nécessaires pour le maintien de l'homéostasie (faim, soif, douleur, etc.), auxquels s'ajoutent ceux teintés d'émotion comme la peur, la colère, la joie, etc. (Damasio, 2021, p.94). Pour Damasio, ils représentent « [...] la composante fondamentale de la conscience ordinaire. [...] » (Damasio, 2021, p.141) et leur version homéostatique contribuerait « [...] à l'élaboration des fondations premières de notre être. [...] » (Damasio, 2021, p.142).

De la sorte, il pointe le rôle des sentiments intéroceptifs dans la construction d'un moi unifié et l'expérience mentale est pensée comme le produit d'une convergence de ces

[1] La théorie de l'information intégrée (IIT) sera détaillée plus loin.

informations, issues de l'intérieur du corps, avec les représentations mentales acquises sur le monde extérieur et le cadre musculosquelettique du sujet (Damasio, 2021, p.143).

On peut toutefois questionner la voie par laquelle ces divers contenus, émanant des ressentis corporels (intéroception et proprioception) et du monde extérieur (extéroception), parviennent, subjectivement, à être unifiés. John C. Eccles parlait de *Gestalt* pour rendre compte de cette unité permettant au sujet d'accéder à la vision d'un monde « […] perçu comme une entité globale d'instant en instant. […] » (Eccles, 1994/1997, p.41), une entité qu'il considérait comme irréductible à de multiples perceptions s'associant pour générer les ressentis.

Par ailleurs, dans la théorie défendue par Damasio, ce qui demeure en suspens concerne la *nature* de la dimension subjective des « sentiments », ces sensations qui construisent un moi unifié à partir d'un substrat matériel. Il ne serait cependant pas très loyal de lui en faire le reproche, car cette question représente la limite, primordiale, infranchissable par la science et à laquelle toutes les théories sont confrontées[1]. Certains, comme les partisans de la théorie de l'information intégrée (IIT), tentent toutefois de la dépasser en postulant la nature informationnelle de nos états mentaux phénoménaux. Cette théorie populaire est détaillée dans le prochain paragraphe.

4. La Théorie de l'Information Intégrée (IIT) :

Développée par le neuroscientifique Giulio Tononi (université du Wisconsin, États-Unis), cette théorie a pour objectif de définir la conscience à partir de la structure

[1] David Chalmers, philosophe australien, a désigné cette limite comme le « problème difficile » de la conscience, sujet que nous aborderons au chapitre IV.

informationnelle d'un système, que celui-ci soit biologique ou artificiel (Oizumi, Albantakis, & Tononi, 2014). Selon l'IIT, tout système peut expérimenter une forme de conscience, à la condition qu'il soit en capacité de percevoir et d'intégrer des informations, c'est-à-dire de les partager dans ce même système et de les confronter entre elles.

Cette théorie se fonde sur plusieurs axiomes, dont la reconnaissance du caractère spécifique et unifié de chacune de nos expériences conscientes, ainsi que leur irréductibilité à des composants non interdépendants. De ces axiomes découlent plusieurs postulats portant, entre autres, sur les mécanismes physiques et la configuration des unités du système pour que celui-ci soit en capacité de générer une expérience singulière. Le caractère *intégré* de l'information est primordial dans ce modèle conceptuel : chaque information est spécifiée par son intégration à l'ensemble du système, lequel ne peut être réduit au contenu de ses parties. À partir de ces postulats, l'IIT définit la dimension qualitative de l'expérience consciente comme une « structure conceptuelle irréductible au maximum » (MICS), dont l'aspect quantitatif est quant à lui modélisé, mathématiquement, par l'information intégrée (formalisée par une valeur maximale d'intégration Φ^{Max}). En définitive, selon l'IIT, la conscience dépend de la *richesse* de l'information traitée, mais également de son *intégration* au système.

En guise de controverse et en réaction à la médiatisation favorable dont a fait l'objet la théorie défendue par Giulio Tononi, un collectif de plus de 100 scientifiques ont signé une lettre de contestation publiée sur le site internet "PsyArXiv" (Fleming et al., 2023 ; Gaubert, 2023). Dans cette lettre, les chercheurs qualifient l'IIT de *pseudoscience*, en soulignant l'insuffisance des données expérimentales disponibles pour valider un tel modèle. En tenant compte de l'orientation panpsychiste de l'IIT, ces opposants font part de leurs inquiétudes quant aux répercussions éthiques qu'une telle théorie implique dans des domaines aussi variés que l'intelligence artificielle, la recherche sur les cellules souches, l'expérimentation animale et l'avortement.

Au-delà de cette polémique, si l'on peut évidemment présumer le rôle central de l'information sur la modulation de nos ressentis, on ne doit pas oublier que l'IIT se fonde sur plusieurs hypothèses invérifiables et qu'il n'existe, à ce jour, aucune preuve scientifique démontrant l'essence informationnelle de la conscience phénoménale. Le double postulat ontologique de l'IIT, qui désigne la richesse de l'information et son intégration au système en tant que fondements de tout système conscient, n'est pas suffisamment étayé pour accéder au statut de vérité scientifique. Enfin, bien que les auteurs de l'IIT inaugurent leur théorie à partir de l'irréductibilité de l'expérience consciente, ils opèrent eux-mêmes, à l'endroit de cette dernière, une réduction par le biais d'une modélisation mathématique de l'intégration informationnelle dont on peut, légitimement, questionner la réelle pertinence.

5. La « conscience pure » de Laplane :

Si Antonio Damasio et Giulio Tononi conçoivent la conscience comme étant déterminée par son contenu, Dominique Laplane, quant à lui, a défendu la possibilité d'une conscience sans objet, une hypothèse établie à partir d'observations cliniques chez des patients ayant été victimes d'un syndrome neurologique lésionnel. Dans une interview donnée en 2018 à l'université interdisciplinaire de Paris (Interview de Dominique Laplane, 2010b), cet ancien neurologue (AP-HP) rapporte le cas d'un patient victime d'un accident neurologique[1] à l'origine de séquelles psychiques graves, principalement marquées par une apathie majeure. Pourtant très actif avant son accident, cet homme faisait preuve d'une grande passivité et ne s'intéressait plus à rien. Fait remarquable, qui n'a pas échappé au sens clinique de Dominique Laplane, ses capacités intellectuelles semblaient avoir été épargnées, lui permettant, par exemple, de jouer au bridge ou de répondre de manière appropriée aux questions qui lui étaient posées lors d'une conversation. Sur le plan affectif, le patient ne signalait ni dépression ni anxiété et il jugeait son état thymique comme étant « neutre ». En l'absence d'interaction avec l'entourage, cet homme prétendait ne penser à rien, tout en étant conscient.

À partir de ce cas clinique, que Dominique Laplane met en lien avec une perte d'auto-activation psychique (PAAP), responsable d'un *vide mental* (Laplane, Widlocher, Pillon, Baulac, & Binoux, 1981), il répond négativement à la question qui est de savoir si la conscience est toujours conscience de quelque chose. Il fait ainsi objection à la phénoménologie d'Edmund Husserl qui, parce qu'il considérait que la conscience vise toujours un objet de pensée et qu'elle porte cet objet en elle-même, avait fondé sa philosophie de l'esprit sur l'intentionnalité[2]. Pour Husserl, l'intentionnalité ne signifiait « [...] rien d'autre que cette particularité foncière et générale qu'a la conscience d'être conscience *de* quelque chose, de porter, en sa qualité de *cogito*, son *cogitatum* en elle-même. [...] » (Husserl, 1966. p.28).

Dans la littérature médicale, la première observation clinique se rapprochant de celle décrite précédemment a été rapportée par Luria en 1966, chez un blessé de guerre

[1] Nécrose circonscrite bilatérale pallido-striatale, à la suite d'une piqûre de guêpe.

[2] Comme Franz Brentano avant lui, à la fin du XIXe siècle.

présentant une fracture frontale, associée à une probable lésion bilatérale de l'aire motrice supplémentaire (AMS). Les troubles cognitifs décrits dans l'observation seront interprétés, rétrospectivement, par Dominique Laplane comme relevant également d'un *vide mental*, sans altération de la conscience (Laplane, 2018, pp.53-54). D'autres publications, dont l'une est signée d'Antonio Damasio[1], font état de troubles cognitifs compatibles avec les descriptions cliniques précédentes (Laplane, 2018, pp.54-56). Le point commun de ces observations est caractérisé par une PAAP, s'exprimant par un déficit de l'affectivité et un ressenti, par le patient, d'un vide mental, sans altération de la vigilance. D'après l'analyse de Laplane, ces patients présentaient un état de conscience vigil, dénué de *cogitatum,* avec un sentiment de néant, sans visée d'objet, et envers lequel ils paraissaient relativement indifférents.

Il existe deux voies neurologiques pour alimenter la conscience en contenu cognitif (*schéma 17*, page 137), c'est-à-dire pour créer des pensées (Laplane & Dubois, 2001) : la première a pour fonction l'auto-activation psychique (AAP) et emprunte des voies passant par les noyaux gris centraux ; la seconde permet l'hétéroactivation[2] et elle se projette sur l'AMS. Une lésion neurologique, localisée dans ces régions, peut potentiellement générer un déficit de l'activation psychique. Ces données, complexes pour le profane, ont finalement assez peu d'importance. Ce qu'il faut retenir de ces situations cliniques lésionnelles, c'est la persistance d'un état de vigilance, pleinement conscient, malgré une perte d'activation psychique qui, en ne permettant pas de mettre en œuvre spontanément les

---

[1] Cette publication concerne deux patients présentant respectivement des lésions de l'aire motrice supplémentaire (AMS) et de la région cingulaire antérieure.

[2] Activation des pensées par des sollicitations de la part d'un tiers.

capacités d'intentionnalité du sujet pour viser un objet de pensée, aboutit à ce ressenti de vacuité mentale.

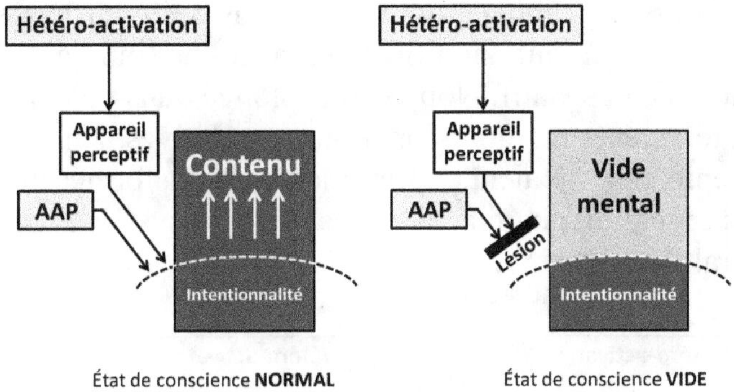

Schéma 17 - Les états de « conscience vide ». *Représentation réalisée par l'auteur, à partir des observations cliniques décrites et interprétées par Dominique Laplane. [AAP : auto-activation psychique].*

Ces observations cliniques post-lésionnelles ont amené Dominique Laplane à conclure qu'un état de conscience vide, c'est-à-dire sans contenu psychique, apparaissait physiologiquement possible et comparable à la sensation de vacuité mentale recherchée par les adeptes de la méditation, en particulier ceux de tradition orientale. Bien que basée sur l'évaluation d'un matériel clinique subjectif, l'interprétation de ces manifestations post-lésionnelles rompt radicalement avec la conception matérialiste classique, parce qu'elle remet en question la construction de la conscience par le contenu cognitif et perceptif du sujet.

Cette différenciation, entre la conscience et son contenu cognitif, nous évoque une expérience personnelle, vécue à la suite d'une inhalation d'un mélange équimolaire d'oxygène et de protoxyde d'azote, traitement dont nous avions bénéficié à visée antalgique dans le contexte d'un soin médical bénin. À l'époque, notre intérêt pour le sujet de la conscience était déjà vivace, mais toutefois moins documenté qu'aujourd'hui et nous n'avions aucune connaissance de ces états de vides mentaux décrits plus haut. Lors de l'inhalation[1], notre sensibilité au gaz s'est avérée tout à fait significative, avec un puissant effet antalgique et sédatif. Nous étions plongé dans un état vécu agréablement et nos fonctions cognitives, ainsi que perceptives, étaient fortement transformées par l'imprégnation pharmacologique de notre système nerveux central (*schéma 18*).

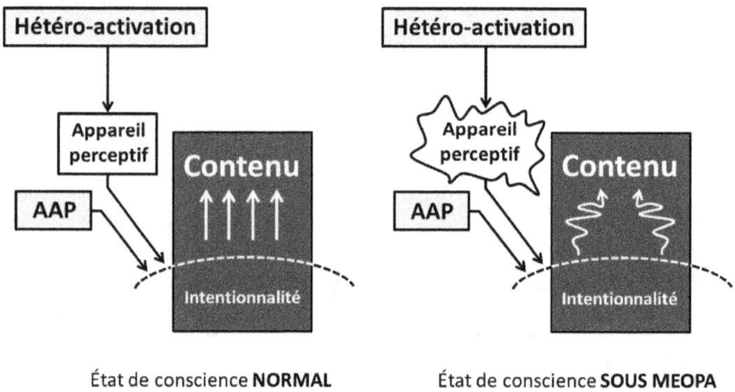

Schéma 18 - État de conscience modifié par le protoxyde d'azote. *À partir d'une expérience subjective de l'auteur.*

Néanmoins, malgré cet état psychique, nous avions le sentiment que quelque chose demeurait lucide et semblait contempler, avec amusement, notre contenu cognitif dans son ivresse pharmacologique. Pour être plus précis, nous avions le sentiment qu'une fonction de notre psychisme, et *a posteriori* nous pensons qu'il s'agissait de celle qui détermine nos facultés intentionnelles, avait été épargnée

[1] Le protoxyde d'azote (N2O) possède des effets antalgiques relativement puissants qui s'accompagnent souvent d'une euphorie, ce qui lui vaut le surnom de “gaz hilarant”.

par les effets déformants du protoxyde d'azote. Il ne s'agissait pas d'un sentiment de dépersonnalisation ou de dissociation, notre unité subjective n'ayant absolument pas souffert de cette volupté artificielle. Nous supposons, rétrospectivement, que cette composante psychique, dont nous avons eu la sensation qu'elle échappait aux effets psychédéliques du gaz, puisse représenter l'élément fondamental et irréductible de notre conscience, à savoir son énergie la plus primitive.

Cette lucidité résiduelle et son immunité ressentie vis-à-vis de la pharmacologie, alors que le corps neurologique était enivré par les vapeurs de l'anesthésiant, doivent-elles nous conduire à remettre en question le substrat neural de la conscience ? En raison du caractère purement subjectif de cette expérience, qui n'a à l'évidence aucune valeur de preuve, nous n'irons pas si loin dans nos conclusions, mais cela nous conforte quant à la possibilité d'une irréductibilité de la conscience à son contenu informationnel. Cette expérience nous a donné à vivre, psychiquement, la dissociation entre ces deux éléments, non pas du fait d'une PAAP, mais grâce aux effets déformants du protoxyde d'azote sur les objets mentaux, ces derniers ayant été ainsi mis en exergue vis-à-vis de nos capacités intentionnelles dont nous avions la sensation qu'elles étaient restées indemnes durant l'inhalation.

6. Les théories d'ordre supérieur :

Les théories représentationnelles de l'esprit émanent d'un courant philosophique qui s'attache à rendre compte de la conscience phénoménale en termes de représentations. Pour le dire autrement, les représentationalistes considèrent que l'expérience consciente, liée à un état mental, advient grâce à la capacité pour le sujet de percevoir qu'il est dans cet état mental et de se le représenter (Dewalque & Gauvry, 2016, pp.14-15). Les versions représentationalistes

« d'ordre supérieur » ajoutent à cela certaines modalités. Le philosophe David Rosenthal a énoncé une telle théorie en postulant que nous sommes conscients de nos états mentaux grâce aux *pensées* que nous avons sur ces mêmes états (Rosenthal, 2002). Cette activité mentale, impliquée dans l'opération représentationnelle et ayant vocation à conscientiser des contenus psychiques de premier ordre - construits par les informations perceptuelles - a été désignée par ce philosophe new-yorkais comme des pensées d'ordre supérieur[1]. Ces dernières seraient inconscientes, c'est-à-dire que lors de nos états conscients, la plupart du temps, nous ignorerions leur existence.

En dépit de ses origines philosophiques, ce cadre conceptuel a trouvé un écho favorable au sein du milieu neuroscientifique, du fait de sa compatibilité avec certaines données empiriques expérimentales. Comme l'explique Axel Cleeremans (professeur à l'université libre de Bruxelles) dans la revue *La Recherche*, ces pensées d'ordre supérieur, qu'il qualifie de « méta-représentations », pourraient dépendre du cortex préfrontal, « [...] comme si cette région était une sorte d'observateur du fonctionnement du reste du cerveau [...] » (Sergent, Cleermans, Andrillon, & Lamme, 2021).

Les théories représentationnelles ont le mérite d'introduire des pensées supérieures dans la conceptualisation de l'esprit, c'est-à-dire une dimension hiérarchique compatible avec le sentiment et l'intuition que nous procure l'expérience à la première personne. Évidemment, la question relative à l'essence de ces fameuses pensées de deuxième ordre reste sans réponse, tout comme la nature du processus ou de l'entité qui dirige leur dynamique. Cette supervision est-elle le fait de l'entité subjective dont nous ressentons intimement l'irréductibilité

[1] Higher-order thougts (HOTs).

à la neurophysiologie, ou est-elle, simplement, l'épiphénomène associé à l'irruption de l'onde P300, si chère aux matérialistes ?

Pour réfléchir à cette question, nous aborderons dans le prochain paragraphe le sujet de l'attention, un filtre sélectif dont certains nous vantent les pouvoirs ahurissants.

- Attention sélective et inconscient cognitif -

Dans son ouvrage « Le code de la conscience », à partir d'une définition de *l'attention* proposée par William James, Stanislas Dehaene souligne la différenciation qui est à faire entre *l'attention sélective* et *l'accès à la conscience* (Dehaene, 2014, pp.43-44). La sélection opérée par la première serait inconsciente et permettrait à l'information la plus adaptée au contexte d'accéder au champ de la conscience. Cet accès surviendrait au détriment des autres informations, telles que la multitude des perceptions sensorielles et des éléments mnésiques inadaptés aux finalités contemporaines de cette sélection. Ce faisant, *l'attention* est considérée comme un filtre qui agirait, à *notre insu,* pour sélectionner les objets mentaux préalablement à leur conscientisation. Selon Stanislas Dehaene, ce filtre serait composé de « [...] toute une armée d'opérateurs inconscients [qui] s'occupe d'orienter le faisceau de l'attention et de trier les monceaux de données qui parviennent à nos sens – jusqu'à ce que l'un d'entre eux alerte la conscience de la présence d'une pépite pertinente. [...] » (Dehaene, 2014, p.110). Cette sélection inconsciente est étayée par d'abondantes données expérimentales qui démontrent notre faculté à effectuer, inconsciemment, des choix adaptés par l'intermédiaire de ces capacités attentionnelles.

Ces résultats reposent sur une méthodologie irréprochable et sont difficilement contestables ; néanmoins, il paraît judicieux, nous semble-t-il, de les interpréter avec une certaine prudence afin de tempérer les conclusions relatives à l'impact de cet *inconscient cognitif* sur notre pouvoir de décision. Certes, *l'attention sélective* opère hors conscience, mais cela ne permet pas d'innocenter le pouvoir du sujet dans cet acte mental. Selon nous, c'est bien lui qui assure la sélection et la mise en exergue de l'information triomphante, afin que celle-ci puisse rayonner grâce à son accès au champ de la conscience, et ce, à partir de l'espace de travail global neuronal. Dans le cadre expérimental, la mise en évidence de facultés cognitives opérant inconsciemment des choix adaptés, conformes aux instructions des investigateurs, démontre simplement que le sujet dispose d'un équipement neurobiologique performant, hérité de l'évolution naturelle et s'étant forgé au fil du temps pour faciliter la survie de l'espèce.

Karl Popper considérait « [...] l'unité centralisée de l'organe qui pilote, [...] » comme étant en capacité de déléguer, chaque fois que possible, « [...], une partie de sa tâche à une autorité hiérarchiquement inférieure, [c'est-à-dire] à l'un des nombreux mécanismes intégratifs inconscients. [...] » (Popper, 1977/2018, p.198). En tout état de cause, il apparaît pertinent de postuler l'infériorité hiérarchique des processus cognitifs inconscients dans la pyramide organisationnelle de l'esprit. En effet, nous doutons fort que ce soit majoritairement à notre insu que l'attention sélectionne l'information, car cette sélection s'adapte à l'objectif visé par le sujet et non l'inverse. Qui plus est, il est sans doute préférable de différencier les tâches rudimentaires, contemporaines d'une expérimentation scientifique ayant pour objet l'exploration de l'inconscient cognitif, de toutes celles, beaucoup plus complexes, rencontrées quotidiennement dans la vie réelle et qui ne pourraient faire l'économie de processus descendants, nécessaires à la conscientisation orientée des objets mentaux. Lorsque nous rédigeons ce texte, notre attention sélective nous permet, inconsciemment, de nous affranchir mentalement de la majorité des stimulations parasites, que celles-ci soient perceptives ou cognitives, parce que leur conscientisation serait nuisible à notre travail. Le tic-tac de l'horloge, le ronronnement du chat, l'impact de l'orage qui s'abat sur nos fenêtres de toit et, plus généralement, tous les facteurs de distraction sont maintenus à un niveau infra-conscient, grâce à notre *attention sélective* qui, dans l'ombre, opère sans que nous en ayons la moindre conscience. L'activité de ce filtre sélectif est évidemment orientée par la finalité de la tâche qui nous occupe.

Dans ce processus de l'attention sélective, laver le sujet de tout soupçon laisserait penser que l'inconscient cognitif, une fonction mentale produite par un équipement neurologique dont on ne peut que vanter les performances cognitives et attentionnelles, aurait la capacité d'orienter l'activité mentale du sujet et, par conséquent, de restreindre significativement ses libertés et son autodétermination. Si certaines de nos pensées et les comportements qui en résultent sont, sans aucun doute, influencés par le traitement inconscient des multiples afférences informationnelles de notre environnement, nous aurions tendance à considérer cette influence comme étant limitée. Selon nous, c'est précisément l'instance produite par l'activité consciente qui mène la danse, les performances de l'inconscient cognitif ne représentant qu'un atout pour le sujet, ceci afin que ses pensées ne soient pas embolisées par le bruit de fond inutile quant à l'activité qu'il s'apprête à accomplir.

- Le crâne de Franz Joseph Gall -

C'est au travers du réductionnisme matérialiste, dans sa version la plus cocasse, que nous souhaitons clore ce chapitre. Il a été illustré, historiquement, par la *phrénologie*, concept développé au début du XIXe siècle par Franz Joseph Gall. Ce neurologue germano-autrichien, précurseur des neurosciences cognitives, fut l'un des pionniers de la théorie localisationniste en établissant un lien entre des régions anatomiques cérébrales et certaines fonctions mentales. Malheureusement pour Gall, c'est en tant que père fondateur de la phrénologie, théorie considérée de nos jours comme relativement fantaisiste (Changeux, 1983, p.27), que s'est forgée sa célébrité.

Les phrénologues postulaient, d'une part, que les singularités volumétriques individuelles du cerveau étaient corrélées à certains caractères psychiques spécifiques et, d'autre part, que cet organe avait le pouvoir de modeler la forme du crâne. À partir de cette corrélation supposée et grâce aux reliefs crâniens évalués par cranioscopie, les adeptes de la phrénologie déduisaient le caractère et les facultés mentales du sujet (Gall & Spurzheim, 1810). Ces dernières avaient été arbitrairement définies en plusieurs catégories (amour de la progéniture, amitié, ruse, etc.) et attribuées à vingt-sept régions du crâne. De la sorte, pour les phrénologues, la forme des voussures de l'encéphale était censée dessiner l'intelligence et la subjectivité, au sein d'une relation unidirectionnelle faisant du sujet un simple attribut de l'anatomie cérébrale.

Nous savons aujourd'hui qu'aux capacités innées d'un être humain, dont on peut accorder loyalement à Gall qu'elles puissent avoir une influence sur les volumes corticaux, viennent s'additionner les effets du milieu socio-culturel, propre à chacun. Ces effets, médiés en partie par le langage, sont à l'origine d'un enrichissement ou, malheureusement parfois, d'un appauvrissement de l'état mental de l'individu soumis aux effets de neuroplasticité. Au-delà du lien burlesque établi entre le développement du cerveau et son empreinte exercée sur les os du crâne, la doctrine phrénologique hissait ainsi les reliefs encéphaliques au premier rang des facteurs déterminant les états mentaux du sujet, promouvant Franz Joseph Gall comme l'un des représentants historiques, et pas des moindres, du réductionnisme scientifique.

Reconnaissons que la neuroplasticité, induite par l'expérience, et ses effets de remodelage du système nerveux sont aujourd'hui largement admis, ceci au détriment du déterminisme anatomique tel qu'il avait été envisagé par les adeptes de la phrénologie notamment. Cependant, le réductionnisme n'a pas pour autant disparu du discours neuroscientifique, que celui-ci soit articulé par les partisans de l'éliminativisme ou les matérialistes plus modérés. À la géométrie encéphalique, qui autrefois guidait la réduction opérée par les phrénologues, semble s'être substituée l'anatomie fonctionnelle de nos câblages neuronaux, fermement enlacés pour animer notre encéphale et faire circuler l'information. D'autre part, au-delà de ce réductionnisme, la science d'aujourd'hui, pour des raisons légitimes d'objectivité, se voit dans l'obligation de tenir à distance, sans pour autant la nier, la dimension purement phénoménale de la conscience qui confère à nos ressentis leur valeur qualitative, une précieuse dimension dont il sera question dans le prochain chapitre.

Ce qu'il faut retenir du chapitre « Science de la conscience »

→ La **GNWT,** à l'instar de la majorité des théories neuroscientifiques de l'esprit, considère la conscience comme **une production neuronale.** Par ailleurs, elle conceptualise l'accès à la conscience à partir d'une **diffusion de l'information** issue de multiples **modules spécialisés** vers d'autres régions cérébrales (le cortex préfrontal en particulier).

→ D'autres théories ont été proposées dont **l'IIT**, laquelle soutient qu'une forme de conscience pourrait émerger d'un **système biologique ou artificiel**, à la condition que ce système soit en capacité de traiter des informations et **d'intégrer** ces dernières, c'est-à-dire de les partager en son sein et de les confronter entre elles. Cette théorie est l'objet de controverses dans le milieu neuroscientifique.

→ D'autres auteurs soutiennent que la conscience et l'unité du moi émanent de la convergence des **informations intéroceptives** et **extéroceptives.**

→ À la suite de lésions neurologiques, entrainant une perte d'auto-activation psychique (PAAP), des états de **« conscience pure »**, sans objet cognitif ou perceptif, ont été décrits par le neurologue *Dominique Laplane.*

CHAPITRE IV

Elle est vraiment phénoménale !

« En premier lieu, quiconque veut vraiment devenir philosophe devra une fois dans sa vie se replier sur soi-même et, au-dedans de soi, tenter de renverser toutes les sciences admises jusqu'ici et tenter de les reconstruire ». Edmund Husserl (1966, pp.2).

- Introduction -

Dans l'analyse des liens corps/esprit, le sujet de la *conscience phénoménale* introduit un phénomène singulier dont la *causalité* est à interroger. Chacun d'entre nous peut ressentir, intuitivement, la puissance causale de la dimension *expérientielle* de la soif, de la douleur, de l'amour et plus largement de tout ce qui se manifeste subjectivement à partir du caractère *qualitatif* de nos ressentis. Si la nature nous avait privés de l'essence phénoménale qui imprègne nos vies psychiques, le monde serait sans doute bien différent. Pourtant, à moins qu'ils ne s'engouffrent dans le *grand paradoxe* (cf. Chapitre II), les défenseurs du matérialisme relèguent implicitement la dimension phénoménale de nos vies subjectives au rang des épiphénomènes. Conformément au dogme originel qui régit leur doctrine, ils désignent l'activité physique des tissus biologiques comme la véritable causalité des manifestations psychiques et comportementales des êtres vivants. Comment pourrait-il en être autrement dans un univers supposément régi par les lois du physicalisme sur lesquelles le matérialisme a fondé sa connaissance du vivant ? Toutefois, si nos vécus expérientiels ne sont réellement que des résidus sans aucune finalité, des surplus artéfactuels dépourvus de toute potentialité fonctionnelle, alors il nous faut dédouaner les hommes des nombreuses bassesses qu'ils commettent dans notre monde et désigner la matière comme l'unique responsable. Aurait-on l'idée étrange de reprocher à qui que ce soit les méfaits de son tissu neuronal, alors même que l'on considérerait la malléabilité cérébrale exclusivement déterminée par l'exercice des lois de la physique ? Certains matérialistes, les émergentistes pour ne pas les citer, répondront peut-être que la complexité architecturale du cerveau nous rend responsables de nos actes, ceci en dépit de l'absolutisme prétendument imposé par la physique au royaume des neurones.

Quoi qu'il en soit, si la vision matérialiste du monde venait un jour à triompher dans les faits, alors la fascination des neurosciences pour l'inconscient cognitif, une entité fonctionnelle agissant à l'insu du sujet, apparaîtra tout à fait légitime. Si la dimension qualitative de l'expérience consciente est effectivement impuissante, nous acquiescerons volontiers aux affirmations de Stanislas Dehaene, celui-ci déclarant :

« Même des opérations complexes, qui relient la perception à l'action, se déroulent sans conscience : nous fonctionnons souvent "en pilotage automatique". Dans l'ignorance de ce bouillonnement de processus inconscients, nous ne cessons de surestimer notre pouvoir de décision consciente - alors qu'en vérité notre degré de contrôle est sévèrement limité ». (Dehaene, 2014, p.75)

Il est évident que Stanislas Dehaene ne nie pas l'intervention de l'esprit conscient dans l'élaboration d'une stratégie rationnelle, mais il assimile la conscience à un « routeur » permettant la circulation de l'information lors des étapes du raisonnement, c'est-à-dire à un « [...] dispositif capable de recueillir l'information, où qu'elle soit initialement représentée, et de la diffuser à toutes sortes de processeurs internes. [...] » (Dehaene, 2014, p.149). L'analogie computationnelle réduit le cerveau à un puissant ordinateur séquentiel et, dans cette opération de réduction, la part expérientielle de la conscience est nécessairement délaissée. La zone d'ombre qui résulte de cet abandon limite notre capacité à appréhender fidèlement les liens corps/esprit.

L'une des alternatives consiste à reconnaître la dimension purement phénoménale de la conscience[1] comme étant en capacité de modifier nos états cérébraux et, par voie de conséquence, nos comportements. Cela implique de renoncer à l'exclusivité de la matière en tant qu'unique agent de causalité. La responsabilité du sujet et la possibilité d'un libre arbitre s'en trouveraient réhabilitées à un certain degré. C'est bien sûr la cause de cette réhabilitation que nous nous apprêtons à plaider dans ce chapitre.

- Les qualia et la conscience phénoménale -

Les qualia correspondent aux contenus qualitatifs qui construisent subjectivement l'expérience consciente à partir des perceptions du monde extérieur (le jaune des fleurs du mimosa, les senteurs du printemps, la rugosité du papier de verre, etc.) ou d'un ressenti corporel (la douleur, la faim, etc.). À moins d'user de métaphores, les mots de notre langue et de toutes les langues du monde ne peuvent rendre compte de cette dimension qualitative que tout un chacun expérimente à la première personne. Si nous souhaitons partager avec autrui nos sensations visuelles devant la couleur rouge, il est possible d'utiliser un référentiel métaphorique commun (feu, coquelicot, chaud, coucher de

[1] C'est-à-dire l'expérience qualitative et subjective en tant que telle.

soleil, etc.), mais nous ne serons pas en mesure de vérifier que notre interlocuteur jouisse de la même expérience qualitative que la nôtre. Si celui-ci souffre d'une cécité oculaire bilatérale congénitale, l'ayant privé de toute expérience visuelle dès sa naissance, non seulement ce partage sera compromis, mais, de surcroît, nous n'aurons aucun moyen disponible nous permettant de lui décrire ce que *voir* nous fait vivre, et cela tant sur le plan sensoriel que subjectif.

Celui qui dispose d'un esprit suffisamment alambiqué pourrait même supputer que son voisin (en admettant que celui-ci dispose d'une acuité visuelle fonctionnelle), en raison d'une inversion spectrale intersubjective, ne ressente pas les mêmes qualia que les siens à la vue des couleurs. Cet esprit alambiqué pourrait imaginer que devant la *couleur x*, alors que lui-même ressent le *quale Qx*, son voisin, quant à lui, expérimente le *quale Qy* et vice versa (*tableau 3*).

	Qualia	
Couleur	**E. alambiqué**	**Voisin**
x	**Qx**	**Qy**
y	**Qy**	**Qx**
Rouge	**Q rouge**	**Q vert**
Vert	**Q vert**	**Q rouge**

Tableau 3 - Le spectre inversé.

Pourtant, si une telle inversion intersubjective de l'expérience des couleurs était réelle, non seulement l'esprit alambiqué ne pourrait espérer en obtenir une quelconque preuve, aussi minime soit-elle, mais, en outre, elle n'empêcherait en aucun cas ce brave voisin d'arrêter son véhicule au feu rouge. Sa perception sensorielle du rouge, bien que vécue comme un équivalent du quale déclenché par la couleur verte pour l'ensemble des terriens, ne limiterait nullement ses capacités à intégrer les codes nécessaires pour sillonner les routes au volant de son automobile et cela sans que personne, pas même cet honnête homme à la vision atypique, ne s'aperçoive de quoi que ce soit. Néanmoins, du fait de l'appartenance des deux protagonistes à la même espèce et de la forte probabilité que leur système nerveux partage mutuellement de nombreuses similitudes neuroanatomiques, on peut supposer que les qualia qu'ils expérimentent l'un et l'autre, pour un même stimulus visuel, soient qualitativement relativement proches, voire identiques. L'expérience de pensée de l'esprit alambiqué n'en demeure pas moins pertinente, parce qu'elle démontre l'intimité de nos expériences mentales, dans leur dimension qualitative, et leur inaccessibilité pour autrui. De telles inversions intersubjectives du spectre des couleurs, imaginées pour la première fois par le philosophe John Locke, ont été abondamment reprises et discutées par la philosophie contemporaine sous la dénomination du *spectre inversé* (Shoemaker, 1982).

Ainsi, toute tentative de transcription langagière de nos qualia, composants ineffables de l'expérience consciente, est peine perdue. Bien que les codes du langage soient reconnus par l'ensemble de la communauté linguistique, cet outil de communication ne peut décrire le ressenti qualitatif d'un vécu perceptif, car il porte dans chacun de ses mots *l'arbitraire* du signe. Comme en témoigne la possibilité pour une chose ou un concept d'être nommé différemment selon la langue utilisée, le signifiant n'est pas lié par sa nature au signifié. Notons que c'est bien le signe qui est arbitraire et non pas la référence au concept qu'il convoque dans le système de la langue dont les règles sont acquises par les locuteurs. Le mot *rouge,* tout comme ses homologues issus des langues étrangères, n'a aucun lien naturel avec la couleur évoquée. Le quale précède le mot et l'évocation langagière de sa texture présuppose un référentiel chez notre interlocuteur, référentiel dont l'équivalence avec le nôtre échappe à toute vérification.

- Le « problème difficile » de la conscience -

Au-delà de leur caractère indicible, les qualia témoignent de l'impossibilité d'établir une théorie reliant la réalité neurophysiologique à celle de l'expérience qualitative et subjective. Au siècle dernier, afin de rendre compte de cet impossible, Frank Jackson (1986), philosophe australien, proposa une expérience de pensée nommée la *chambre de Mary*. Ce personnage imaginaire est une jeune femme qui a étudié les neurosciences avec une spécialisation en neurophysiologie de la vision. Il se trouve qu'elle n'a jamais pu, elle-même, expérimenter la vue des couleurs, à l'exception du noir et du blanc qui colorent son écran de télévision, mais aussi sa chambre dont elle n'a jamais eu, depuis sa naissance, le privilège de sortir. Toutes ses connaissances du monde et de la neurobiologie ont été acquises depuis cette chambre monotone, via son téléviseur. Son savoir sur la neurophysiologie de la vision est toutefois absolu et elle connaît tous les mécanismes physiques permettant la perception des couleurs, bien qu'elle n'ait pu elle-même en faire l'expérience. Ce que Jackson met en exergue concerne le savoir supplémentaire que Mary acquerra lorsqu'elle sortira de sa cellule bicolore pour expérimenter, à la première personne, la vision des couleurs, un savoir envers lequel la voie physicaliste de la connaissance demeure impuissante.

Publié une dizaine d'années plus tôt, c'est également cet impossible que développe l'article du philosophe Thomas Nagel (1974) s'intitulant « *Quel effet cela fait d'être une chauve-souris* ». Nagel fait référence aux capacités perceptives engendrées par le système de signaux sonores de ces mammifères nocturnes, système dont ils se servent pour évoluer dans leur environnement. Si nous avions une connaissance théorique absolue de ce système d'écholocalisation, nous serions bien incapables de savoir ce que « cela fait ».

Ainsi, la raison humaine ne peut rendre compte des modalités permettant la conversion de signaux physiques, issus des afférences sensorielles et générés par un système biologique perceptif élaboré, en une expérience d'une autre *nature*, perçue par un amas de cellules subjectivement unifiées et la reconnaissant comme sienne. C'est au sein même de cette production sibylline que réside l'irréductibilité de l'expérience consciente, pierre d'achoppement du matérialisme, en particulier dans sa forme réductionniste.

L'expérience douloureuse, celle que chacun peut endurer au cours de sa vie, nous fait vivre dans la chair cette irréductibilité. La recherche, clinique et expérimentale, a permis de comprendre les grands mécanismes physiopathologiques impliqués dans l'apparition d'une douleur, mais ce que la science ignore réside dans son aboutissement subjectif et immatériel, lequel caractérise la sensation mentale qu'elle nous donne à vivre. Il n'existe pas de continuité entre le discours du patient douloureux, relatant son expérience désagréable, et celui que la science utilise pour décrire le phénomène neurophysiologique sous-jacent à cette souffrance. Par l'interrogatoire et l'examen clinique, l'évaluation médicale d'une manifestation douloureuse permet d'en supposer ses mécanismes et d'entrevoir sa dimension affective, ses résonances psychiques, sociales, familiales et professionnelles. Cependant, c'est l'expérience subjective de la douleur qui a l'exclusivité dans la détermination de la plainte, celle-ci se construisant par l'interprétation psychique d'une expérience sensorielle, purement qualitative, qui échappe par nature à l'hétéro-évaluation.

Dans ce mystère de la transduction "électro-subjective", que celle-ci concerne une douleur ou toute autre sensation qualitative, réside le *fossé explicatif* énoncé dans les années quatre-vingt par le philosophe Joseph Levine. Cela a été reformulé par David Chalmers (1995) comme le « hard problem ». Pour ce philosophe australien, le *problème difficile* doit être différencié des *problèmes faciles*, relatifs à l'étude des différentes fonctions cognitives (mémoire, langage, traitement de l'information, etc.), et qui, selon lui, en dépit de leur complexité, devraient pouvoir être expliqués intégralement grâce aux progrès à venir de la science. Le fossé explicatif dans sa dimension épistémique, possiblement durable, voire éternel, est engendré par l'absence de connaissances susceptibles d'expliquer l'expérience consciente à partir de processus physiques, non phénoménaux, et dans un vocable physicaliste. Ce fossé de la connaissance n'implique pas nécessairement un fossé ontologique, c'est-à-dire une différence réelle de nature entre la réalité neurophysiologique et l'essence phénoménale de nos expériences. La nuance est cruciale, car si le *fossé* de Levine (ou le *problème difficile* de Chalmers) est réductible à une dimension épistémique exclusive, alors le matérialisme peut survivre. Dans le cas contraire, le dualisme semble devoir s'imposer.

- Une solution au « problème difficile » ? -

1. La clôture cognitive de Colin McGinn :

Certains ont fondé leur philosophie de l'esprit à partir du fossé de la connaissance. C'est le cas du britannique Colin McGinn qui postule notre incapacité à appréhender les rapports corps/esprit, non pas en raison d'une différence de nature entre ces deux réalités, mais du fait d'une impuissance cognitive présumée de l'être humain à acquérir les connaissances nécessaires à la compréhension de tels rapports (Marceau, 2020, p.19 ; McGinn, 1989).

Sa philosophie se base sur le concept de *clôture cognitive*, établi à partir d'un constat relativement simple : nous avons accès à la conscience par l'introspection et ce sont nos perceptions qui nous permettent d'acquérir des connaissances sur la matière. Ces deux voies d'accès ne seraient pas conciliables pour unifier les savoirs relatifs à ces deux réalités. Aussi, pour McGinn, la difficulté du problème auquel nous confronte l'étude de la conscience ne serait que relative. Sa philosophie est donc compatible avec une conception naturaliste du monde et il ne postule aucunement d'entité surnaturelle pour expliquer la conscience, pas plus que la réalité d'un fossé ontologique. Il rejette simplement l'exclusivité du physicalisme comme moyen de compréhension des processus à l'origine de l'expérience consciente, considérant ces derniers comme inaccessibles à la connaissance humaine, conformément au concept de *clôture cognitive* énoncé dans sa théorie.

2. Un faux problème selon Damasio :

En ce qui le concerne, Antonio Damasio juge que « […] la formulation biologique du problème difficile n'est pas viable […] » (Damasio, 2021, p.147), du fait que les tissus non neuronaux du corps, qui s'associent au cerveau pour produire la conscience, représentent « [...] un apport décisif dans la création de tout instant conscient et [qu'ils] doivent être considérés comme une partie de la solution du problème » (Damasio, 2021, p.147). Il écrit que « [...], nous éprouvons des sentiments parce que l'esprit est conscient, et nous sommes conscients parce qu'il y a des sentiments [...] » (Damasio, 2021, p.127), avant de conclure : « Les sentiments furent, et demeurent, le début de la grande aventure que nous appelons "conscience" » (Damasio, 2021, p.127).

On doit reconnaître avec Damasio que les sentiments éveillés par la conscience, à partir des perceptions du corps et du monde extérieur, permettent l'émergence de l'esprit, c'est-à-dire d'une subjectivité construite par le vécu phénoménal du contenu extéroceptif, intéroceptif et proprioceptif. Cependant, la question de l'origine et de la nature de ce vécu reste entière. La flamme subjective, celle qui embrase nos sentiments et pensées, est incomparable à l'incandescence de nos lucioles domestiques, car la lumière artificielle, émise par l'électrification du filament, n'irradie pas la douille pour en faire un être conscient doué de subjectivité. Il n'y a pas l'ombre d'un fossé explicatif entre le générateur EDF et la lumière rayonnante de l'ampoule électrique.

Le postulat d'Antonio Damasio, qui consiste à dire que les perceptions peuvent être subjectivées parce que l'esprit est conscient et que cette conscience provient de ces mêmes ressentis, engage une boucle explicative tournant sur elle-même. Par conséquent, ce raisonnement exclut toute causalité, car une cause ne peut être sa propre cause, à moins d'être cause première. Une telle hypothèse imposerait d'arrimer la théorie damasienne à une essence divine dont on peut légitimement douter qu'elle satisfasse son auteur, l'une des élites mondiales du matérialisme scientifique.

3. La sémiotique cellulaire :

Dans son ouvrage « L'instinct de conscience », le neuroscientifique Michael S. Gazzaniga propose une piste pour combler le fossé épistémique qui sépare l'activité neuronale et l'expérience subjective. Les arguments avancés reprennent la notion contre-intuitive de *complémentarité*, concept formulé par Niels Bohr et issu de la mécanique quantique, « [...] selon lequel toute matière peut exister simultanément sous deux états différents » (Gazzaniga, 2018/2022, p.225), dans le cadre du principe de superposition des particules subatomiques. Selon Gazzaniga, la physique de l'infiniment petit régit un « [...] monde caché, non intuitif, statistique, indéterminé [...] », c'est-à-dire « [...] une couche fonctionnant selon un protocole différent, et qui existe simultanément à celle qui nous est familière » (Gazzaniga, 2018/2022, p.218). Un système quantique jouit ainsi de propriétés complémentaires appairées, mais qu'il est impossible de mesurer conjointement et bien sûr d'objectiver, du fait de l'interaction des atomes de nos objets de mesure avec les particules visées par l'observation scientifique. Si l'on souhaite déterminer la position réelle d'un électron, la procédure pour y parvenir entraîne un effondrement de l'état quantique, de sorte que les états de superposition, dans lesquels cet électron aurait pu se trouver, se confondent en un seul.

Gazzaniga s'appuie par ailleurs sur la théorie biologique développée par le physicien Howard Pattee, passionné par les origines de la vie et pour qui la dualité est une propriété indispensable afin qu'une entité puisse se reproduire et évoluer qualitativement au cours du temps (Gazzaniga, 2018/2022, p.226). À partir de cet axiome, Gazzaniga propose que la réponse au problème difficile soit recherchée dans les prémices de la vie biologique, car, d'après lui, « [...] le gouffre originel, la source véritable du problème, était présent bien avant le cerveau [...] [et ce] fossé primordial, dont découlent tous les autres, est celui qui sépare la matière vivante de la matière non vivante » (Gazzaniga, 2018/2022, p.226). Ce serait donc dans cette différenciation entre matière inerte et biologique que se serait initié, au stade le plus primordial du vivant, le fossé entre l'esprit et le cerveau. Autrement dit, l'explication de la dualité corps/esprit pourrait siéger de manière ancestrale dans ce qui distingue le vivant de l'inanimé, deux réalités différentes et pourtant chacune constituée par le mouvement de particules inorganiques. Selon Pattee, la conscience représente une stratification trop élaborée dans l'architecture évolutive, pour que puisse s'y nicher la *coupure épistémique* qui scinde l'expérience subjective d'avec l'activité bioélectrique neuronale, la superposition quantique ne pouvant s'appliquer aux objets de grande taille comme le cerveau (Gazzaniga, 2018/2022, p.232). Gazzaniga va dans le même sens, en supposant que ce fossé précède l'apparition du cerveau et des premières cellules vivantes (Gazzaniga, 2018/2022, p.232).

Le neuroscientifique américain poursuit sa démonstration grâce à l'argument de la « structure symbole-matière » des systèmes vivants (Gazzaniga, 2018/2022, p.240). Pour cela, il souligne les vertus *symboliques* de l'ADN, un support génétique présentant une dimension matérielle, du fait de sa composition moléculaire, mais qui, d'un autre côté, constitue un support informationnel, génotypique, à savoir un *message abstrait* interagissant avec l'environnement afin de produire le phénotype. Il n'y a pourtant pas de lien physique, au sens classique du terme, entre la structure de l'ADN et celle du phénotype. Ce dernier, qui correspond aux caractéristiques observables de l'organisme en tant qu'objet biologique (couleur des yeux, taille, anatomie, biochimie, etc.), se situe en aval de la chaîne de production, celle-ci impliquant la transcription du message génétique puis la traduction de l'ARN messager en une séquence d'acides aminés. L'ADN est donc porteur de symboles dont le message, décrypté par le *code génétique*, aboutit à la production de l'entité organique dans ses dimensions singulières, c'est-à-dire en tant que structure phénotypique (*schéma 19*).

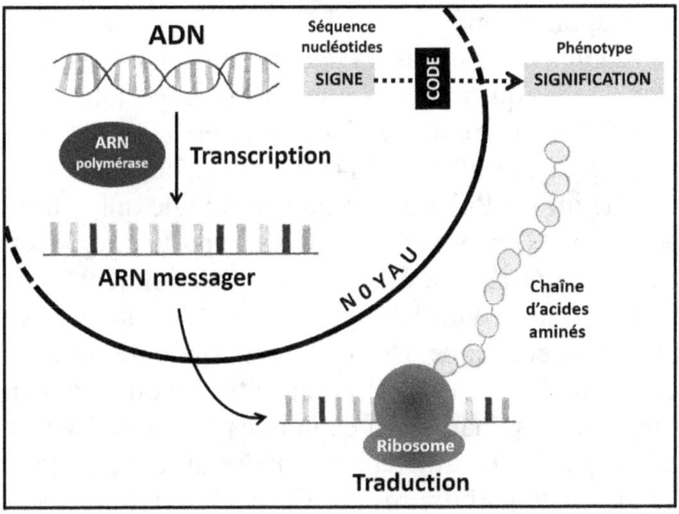

Schéma 19 - De l'ADN aux chaînes d'acides aminés.

S'inspirant des concepts développés par le biologiste théoricien Marcello Barbieri, Gazzaniga assimile cette chaîne de production, en tant qu'elle détermine le devenir des organismes, à un système cellulaire *sémiotique* (Gazzaniga, 2018/2022, p.240-248). Un tel système comporte des signes reliés arbitrairement à des significations, par l'intermédiaire d'un code qui est produit par un agent que Barbieri a nommé « codemaker » (Gazzaniga, 2018/2022, p.241). Dans le cas de la cellule, le signe, la signification et le code sont représentés respectivement par la séquence nucléotidique de l'ADN, l'entité organique finalisée dans sa dimension phénotypique et enfin le code génétique. Ce dernier assure la correspondance entre les codons de l'ARN messager et les chaînes d'acides aminés construites par la traduction au travers des ribosomes. Le signe a donc une valeur symbolique, arbitraire de surcroît, car il représente la signification, non pas en vertu d'une loi physique, mais selon une convention, une règle dont le code génétique assure l'application.

Gazzaniga évoque des travaux récents, réalisés chez des céphalopodes, qui auraient mis en évidence une aptitude des cellules à modifier leur propre code génétique (Gazzaniga, 2018/2022, p.244). Selon lui, en tenant compte de ces facultés cellulaires à moduler la règle qui détermine le lien entre les gènes et leur expression protéique, la cellule pourrait être assimilée à un système sémiotique, à savoir une entité qui contrôle intégralement les symboles, la signification et le code. De ce système symbolique auraient émergé la vie et les capacités non seulement autoréplicatives, mais aussi évolutives des entités vivantes, et ceci à partir du caractère *arbitraire* du code génétique. Cette dimension arbitraire signifie que le symbole peut être disjoint de sa signification (le phénotype), car ce n'est pas une loi naturelle et immuable qui détermine le code, mais des règles susceptibles d'évoluer. Pour Pattee, c'est justement « […] cette articulation symbole-matière qui fait que la vie se distingue des systèmes physiques non vivants » (an cited in Gazzaniga, 2018/2022, p.240).

Si la théorie défendue par Gazzaniga cherche courageusement à combler le fossé explicatif, elle a également le mérite de reconnaître l'énigme discutée dans le deuxième chapitre de cet ouvrage. Cette énigme concerne l'émergence du sens dans l'esprit humain, c'est-à-dire la survenance d'une vie mentale émanant de la matière et pourtant organisée par des règles symboliques dont la physique classique ne peut rendre compte. Ce dérivé du fossé explicatif continue à animer la philosophie de l'esprit, mais il est bien souvent ignoré par la science matérialiste contemporaine et, ainsi, sa reconnaissance explicite par un neuroscientifique est bienvenue.

Si la complémentarité quantique reste conceptuellement assez vague pour permettre de clore le débat, ce qui est mis pertinemment en exergue par Gazzaniga concerne l'émergence du symbolique dans sa dimension la plus primordiale, aux confins des origines de la vie, des molécules d'ADN jusqu'aux protéines construites à partir du message codé. Ces molécules originelles, bien que sculptées dans la matière, échapperaient, semble-t-il, à la physique newtonienne, en ce qui concerne les effets de leur valeur symbolique.

Toutefois, envisager le code génétique comme le pilote d'un processus, lequel n'obéirait non pas à une loi immuable mais à des règles attribuant au signe son caractère arbitraire dans sa relation à la signification, soulève une question fondamentale : celle de l'origine et de la nature du *codemaker* qui tire les ficelles du symbolique et fixe la convention pour déterminer la valeur du signe génétique. À moins de s'en remettre naïvement aux effets du hasard et de la pression sélective, le raisonnement se retrouve acculé contre un impossible au-delà duquel toute hypothèse est vouée à franchir les frontières du réel, au risque de flirter avec le divin et la conjecture du dessein intelligent. L'opacité des concepts quantiques, grâce au masquage qu'elle procure à l'endroit de cette impasse inavouable, tombe à point nommé pour préserver l'athéisme scientifique confronté à ce mystère. La physique de l'infiniment petit délimite le réel de l'espace et du temps, réel au-delà duquel règnent l'imprédictibilité, l'incertitude et la supposition. Ces conditions confèrent à tout concept émanant d'un tel au-delà, sa valeur spéculative et son appartenance au régime de la croyance.

La bio-sémiotique, qui transporte l'émergence du symbolique au fin fond des strates les plus primitives du vivant, nous démontre l'autonomie génétique de la cellule et son accès au symbolique pour permettre sa propre évolutivité phénotypique. Elle revêt ainsi les origines de la vie d'une dimension empreinte d'étrangeté, que l'on pourrait même qualifier de *sacrée* si l'alibi fourni par l'incomplétude de la science des particules venait à disparaître. L'argument sémiotique, qui postule un substrat quantique au fossé explicatif, ne peut, nous semble-t-il, combler entièrement la béance que nous offre ce dernier, du fait même de son ancrage à la dimension de l'infiniment petit, dimension au sein de laquelle l'incertitude est reine.

- Conscience phénoménale et libre arbitre -

Pour le philosophe David Chalmers, le défi naturaliste doit interroger le rôle de la valeur phénoménale de la conscience, une dimension expérientielle qu'il considère comme un état intrinsèque, ni physique ni fonctionnel, et dont les fonctions cognitives cérébrales pourraient hypothétiquement faire l'économie, sans altération de leurs potentialités. Pour cela, il utilise une expérience de pensée dans laquelle il fait intervenir des zombies (Kanban, 2012), c'est-à-dire des êtres fictifs, semblables aux êtres humains en termes d'architecture neuronale et de composants physico-biologiques, mais auxquels il soustrait la dimension phénoménale de la conscience. Malgré l'amputation psychique imaginaire opérée par le philosophe australien, ces entités agiraient, penseraient et raisonneraient de manière strictement identique aux êtres que nous sommes.

Ce que questionne David Chalmers concerne la valeur ajoutée de l'expérience consciente : soustraits de leur dimension expérientielle, nos états mentaux pourraient-ils se suffire à eux-mêmes, sans altérer notre vie biologique et sociale ? C'est précisément la question de l'activité causale de la conscience phénoménale qui détermine le cap de l'ensemble des théories philosophiques ou scientifiques dont l'objectif est d'éclaircir les rapports que l'esprit et la matière entretiennent mutuellement.

Dans son analyse de l'œuvre de Chalmers, Katia Kanban, agrégée de philosophie, écrit au sujet de *l'in-fonction* potentielle des qualia :

« [...] si les qualités mentales sont de pures qualités non fonctionnelles, alors l'essence phénoménale de la conscience réside dans un état qualitatif et non une puissance autonome de l'esprit, si les états mentaux de la conscience sont qualitatifs et non fonctionnels, alors il faut accepter que la conscience ne cause aucun acte ». (Kanban, 2012).

Autrement dit, si la valeur qualitative de l'expérience consciente est inactive causalement, alors le sujet n'est rien d'autre qu'une entité "épiphénoménale", perchée au sommet de son mirador encéphalique, en haut duquel il assiste, impuissant, à l'autonomie de sa propre activité cognitive. Une telle impuissance aliène le sujet aux caprices du hasard ou, pire encore, aux prédictions du fameux démon imaginaire de Pierre-Simon Laplace, démon suffisamment intelligent pour connaître « toutes les forces dont la nature est animée, et la situation respective des êtres qui la composent, [...] » (Laplace, 1825, p.4). Grâce à son génie, ce démon accède à la connaissance absolue de l'univers, lui permettant de déterminer ses états passés et à venir. *A contrario*, si la dimension phénoménale de l'expérience agit en tant que causalité et génère des effets psycho-comportementaux, alors elle doit être considérée comme la pierre angulaire des processus cognitivo-affectifs et homéostatiques des organismes conscients.

L'écart théorique entre ces deux hypothèses amène à des enjeux philosophiques radicalement différents, parce que la première démunit le sujet de toute liberté, tandis que la seconde lui confère une certaine marge de manœuvre, précisément grâce au rôle causal présumé de la valeur qualitative de l'expérience. C'est bien la question du libre arbitre qui est en jeu, si l'on estime que celui-ci est défini comme la capacité du sujet à prendre *librement* des décisions de manière *consciente* et que les actions, comportements et décisions, exclusivement actés par l'inconscient cognitif, n'appartiennent pas aux prérogatives de l'autodétermination du sujet. Une réelle liberté de décision consciente signifie que nos choix ne dépendent pas uniquement des divers facteurs déterministes (biologiques, génétiques, culturels et environnementaux) auxquels nous avons été inévitablement soumis depuis la naissance de nos premières cellules, jusqu'à aujourd'hui. La liberté du sujet réside dans son aptitude à dépasser ce déterminisme lors de ses orientations subjectives, ceci afin d'accéder à un éventail de possibilités non déterminées et, si le hasard existe, non aléatoires.

La physique moderne, qui a introduit les particules subatomiques, n'est pas opposable aux spéculations relatives à la liberté du sujet. La physique de l'infiniment petit suggère que les collisions atomiques et moléculaires pourraient ne pas être de type déterministe et suppose la réalité d'événements « objectivement hasardeux » (Popper, 1977/2018, p.55). Selon Karl Popper, la mécanique quantique « […] a jeté par-dessus bord le déterminisme strict […] [et] enrichi la physique en introduisant des *énoncés de probabilité objective* dans la théorie des particules élémentaires et des atomes » (Popper, 1977/2018, p.58). La position et la vitesse des électrons, autour de leur noyau atomique, ne semblent pas prédictibles et déterminées. C'est cet indéterminisme subatomique qui est venu compromettre sérieusement la vision mécaniste d'un monde pensé jusque-là sous l'angle d'un certain fatalisme, celui que les lois causales imposaient. Ces découvertes, suggérant l'orchestration de l'infiniment petit par des lois de probabilité, ont introduit le *hasard* dans l'équation, c'est-à-dire de l'imprédictibilité dans l'appréhension de la réalité quantique. Le choc a probablement été rude pour les physiciens, rodés aux lois infaillibles du monde macroscopique, celles que leur offrait la physique newtonienne. Cette révolution fut d'ailleurs l'objet de controverses, y compris de la part des plus grands physiciens comme Einstein, père de la relativité et dont l'apophtegme prononcé en 1927 restera célèbre : « Dieu ne joue pas aux dés ».

L'éventualité du hasard n'est cependant pas suffisante pour décréter la liberté humaine et rendre au sujet sa dignité. Les lois de probabilité permettent, tout au plus, d'atténuer le déterminisme du monde, sans pour autant démontrer le rôle essentiel que joue la conscience dans l'émergence d'une réalité, ni déterminée ni probabiliste, mais structurée par le *sens* dont dépend l'ordonnancement de nos sociétés. Si une telle preuve est sans doute inaccessible à la raison humaine, expérimenter la liberté est à la portée de chacun d'entre nous. Sans tenir compte des contraintes de l'inconscient freudien et des facteurs déterministes auxquels on ne peut se soustraire, et bien que la santé de notre volonté soit dépendante de facteurs matériels et biologiques dont fait partie la chimie qui imbibe notre encéphale, n'avons-nous pas la possibilité d'agir comme nous le désirons à chaque instant ? Si en écrivant ces lignes, nous décidions subitement de lever le bras gauche et la jambe droite, les maillons biologiques de notre cerveau s'y opposeraient-ils ? Le parti pris newtonien conclurait peut-être que cette chorégraphie, si elle est mise en acte, aura été précisément réglée par un déterminisme absolu et qu'elle aurait pu être prédite par le démon de Laplace, ceci grâce à sa connaissance de l'intégralité des lois de l'univers. Si nous sommes éventuellement disposé à croire qu'un tel savoir démoniaque soit en capacité de prophétiser la cinétique et le rythme des contorsions du ver de terre, en ce qui concerne nos mouvements sus-cités, le doute apparaît légitime… et si nous doutons, n'est-ce pas là une autre manifestation de notre liberté qui distingue notre espèce des entités informatiques ? Les performances de ces dernières, certes prometteuses, resteront à jamais bridées par le réel implacable des algorithmes qui ont le monopole dans la gouvernance de leurs productions.

Le doute apparaît, intuitivement, comme un privilège plaidant en défaveur de l'intervention exclusive de lois déterministes dans l'émergence de nos choix quotidiens. Néanmoins, les sceptiques pourraient arguer légitimement qu'il n'est qu'un trompe-l'œil, authentiquement déterminé par les champs de force de notre système neurochimique, conformément au destin matériel d'une biologie gouvernée par des chaînes causales d'ordre physique, et ceci en dépit des apparences subjectives. De surcroît, la thèse de l'autodétermination du sujet a été grandement fragilisée par les expériences, devenues célèbres, de Benjamin Libet (Libet, Gleason, Wright, & Pearl, 1983). Dans le cadre d'un protocole de recherche, ce scientifique californien a réalisé des enregistrements électroencéphalographiques chez des volontaires sains qui avaient pour consigne d'exécuter un geste moteur rudimentaire (flexion de l'index ou du poignet), au moment où ils le décidaient. Le monitoring électrophysiologique permit la mise en évidence d'un potentiel de préparation motrice (PPM), localisé au niveau de l'aire motrice supplémentaire (AMS) et survenant quelques centaines de millisecondes *avant* la conscientisation de la décision d'action motrice. Ainsi, bien que les volontaires aient eu conscience de faire un choix délibéré, la survenue précoce de ce PPM, préalablement à la conscientisation du choix, suggérait le caractère "épiphénoménal" du vécu relatif à la décision d'agir. Malgré ces résultats et afin de défendre la thèse du libre arbitre, Libet fit valoir la capacité du sujet à opposer son veto à l'aboutissement de la décision, précisément dans l'intervalle de temps séparant la manifestation consciente du choix et sa mise en acte.

Plus récemment, John-Dylan Haynes (Soon, Brass, Heinze, & Haynes, 2008), remettant en question la spécificité du PPM décrit par Libet, réitéra l'expérience avec une méthodologie plus fiable. Il utilisa l'IRM fonctionnelle pour monitorer le substrat cérébral à l'origine d'une action motrice volontaire. Il était demandé aux sujets participant à l'expérience d'appuyer, au choix et lorsqu'ils le décidaient, sur l'un des deux boutons situés respectivement à leur droite et à leur gauche. Grâce à ce protocole amélioré, Haynes individualisa deux aires corticales dont l'activation était prédictive de l'action motrice dans 60% des cas. Fait surprenant, cette activation apparaissait jusqu'à sept secondes *avant* l'acte moteur qui, lui-même, était précédé d'environ une seconde par la conscientisation de la prise de décision[1].

En guise de controverse à ces résultats expérimentaux, il est conseillé au lecteur de se reporter à l'analyse détaillée de Krystèle Appourchaux (2014). Elle écrit notamment :

« Le libre arbitre ne réside pas nécessairement dans une capacité à effectuer un mouvement de manière spontanée, sans que celui-ci soit déterminé par aucune cause […], mais semble bien plutôt requérir la capacité à évaluer des raisons d'agir et à adapter son comportement en fonction de ces raisons, après avoir délibéré ». (Appourchaux, 2014).

---

[1] Ainsi, l'activation des aires corticales, possiblement prédictive de l'action motrice, apparaissait environ six secondes avant le choix conscient.

Cette notion de délibération apparaît essentielle dans la détermination des actions ou des pensées susceptibles d'être arbitrées librement par le sujet et, ainsi, on peut considérer que les expériences de Libet et de Haynes n'ont pas réellement ciblé des décisions requérant, *stricto sensu,* l'autodétermination de ce dernier. Il est probable que cette liberté, dont chaque être humain a au moins l'intuition de disposer, ne puisse être invalidée, expérimentalement, à partir d'un choix dépourvu de tout enjeu pour le sujet. D'autre part, défendre la possibilité d'un libre arbitre ne remet pas obligatoirement en question la réalité du caractère "épiphénoménal" d'une partie de l'expérience consciente, en particulier celle qui est associée à des décisions dérisoires, sans conséquence pour le sujet et pour lesquelles l'autodétermination n'a pas lieu d'être. Il apparaît en effet concevable que de telles décisions puissent être dirigées par des processus cognitifs inconscients et que, dans l'ignorance de cette causalité effective, le sujet y assiste passivement, peu après la survenue des corrélats neuronaux responsables de l'événement psycho-comportemental.

Malheureusement, nous n'avons aucune preuve scientifique à offrir au lecteur pour défendre notre croyance profonde en l'autodétermination du sujet. Tentons toutefois une expérience de pensée afin d'étayer cette conviction. Pour cela, il nous faut imaginer deux jumeaux homozygotes[1] âgés d'une vingtaine d'années et qui, parce qu'ils ont été séparés dès leur naissance, n'ont pas eu connaissance de leur existence respective. Les effets stochastiques ayant épargné l'ensemble de leurs chromosomes, ils partagent exactement le même génome. Par ailleurs, ils ont évolué dans des conditions environnementales identiques (interactions sociales, alimentation, activités physiques, lieux de vie, etc.), et ce,

[1] Dans le langage courant, on parle de "vrais jumeaux".

depuis la rencontre, fortuite et heureuse, des gamètes géniteurs parentaux, jusqu'au jour de l'expérience qui va suivre. Ce faisant, il nous est certifié la stricte similitude des éléments biologiques et neuro-anatomiques de leur système nerveux (volumes et formes des circonvolutions corticales, neurones, connexions dendritiques et axonales, concentration de dopamine et de tous les neuromédiateurs, etc.).

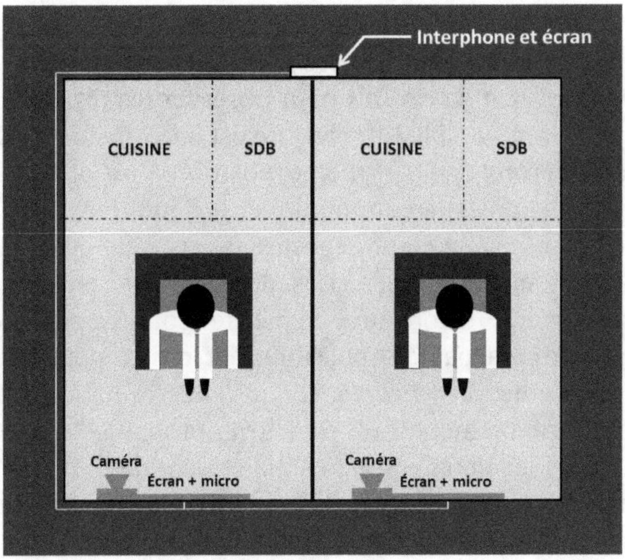

Schéma 20 - Expérience de pensée des deux jumeaux homozygotes. *[SDB : salle de bain].*

Supposons que ces deux entités homozygotes, répliques absolues l'une de l'autre jusqu'au tréfonds de leurs atomes, soient installées dans deux petits appartements similaires, se jouxtant l'un et l'autre (*schéma 20*). Les deux fauteuils, sur lesquels sont installés les deux frères, du fait de leur positionnement sur les lieux de l'expérience, participent à la symétrie de la scène. Chacune des pièces est équipée d'une caméra, d'un microphone et d'un écran pour qu'ils puissent s'observer mutuellement et échanger verbalement. Grâce à un interphone extérieur, il nous est possible de communiquer avec eux, sans que notre présence ne vienne perturber l'équilibre déterministe que nous avons créé.

L'expérience est d'une grande simplicité, puisqu'elle consiste seulement à énoncer, par l'intermédiaire de l'interphone, la proposition laconique suivante : « Dans quelques secondes, sur l'écran situé devant vous, apparaîtra votre frère jumeau dont l'existence vous a été cachée. Nous vous proposons de faire connaissance ». Après cette invitation, nous quittons les lieux pour une durée de 24 heures, avant de revenir pour observer les résultats.

À notre retour, si le libre arbitre est une illusion, les deux jumeaux seront dans la même position l'un et l'autre et n'auront pas réussi à communiquer par interlocution, leurs paroles ainsi que leurs gestes ayant été strictement semblables et simultanés. Les deux voix se superposant désespérément, selon une symétrie sonore parfaite, le dialogue n'aura pas été possible, car on ne peut discuter avec soi-même. *A contrario*, si l'autodétermination du sujet existe véritablement, il est fort probable que nous retrouvions les deux compères dialoguant de bon cœur, car la dimension phénoménale de la conscience aura permis un accès à l'altérité en déjouant les facteurs déterministes, ceci afin d'ajuster l'initiation et l'inhibition du langage pour rendre le discours possible. C'est évidemment le résultat qui nous apparaît subjectivement le plus probable, parce qu'une dépendance exclusive de l'esprit aux forces déterministes aboutirait dans cette expérience à l'absence d'échappatoire psychique pour cette fratrie imaginaire, avec des conséquences comportementales absurdes et improbables.

La critique principale que l'on peut énoncer à l'encontre de cette expérience de pensée repose sur l'argument de l'indéterminisme subatomique. En effet, en dépit de la gémellité matérielle instaurée imaginairement au début de l'expérience, on est en droit d'attribuer aux effets du hasard objectif, l'éventualité d'une asymétrie structurelle entre les deux frères. De cette asymétrie pourrait naître le dialogue, ceci en raison d'une désynchronisation progressive de leur neurobiologie respective. Néanmoins, si un tel argument était opposé à cette expérience de pensée, ce serait attribuer au hasard des pouvoirs que nous ne lui connaissons pas et que l'on pourrait qualifier de surnaturels, tant l'émergence du sens, dont il serait l'organisateur, apparaîtrait improbable.

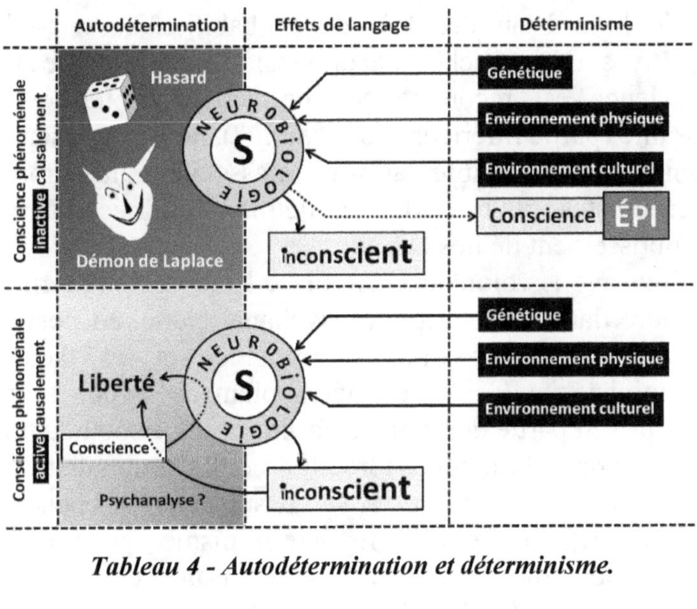

Tableau 4 - Autodétermination et déterminisme.

Le *tableau 4* résume notre réflexion relative au libre arbitre : sa partie droite mentionne les facteurs déterministes agissant à l'endroit du sujet (S) ; sa partie gauche correspond aux facteurs permettant à ce dernier, hypothétiquement, un certain degré d'autodétermination. Le bagage génétique et l'exposition à l'environnement, physique ainsi que socioculturel, agissent comme des forces déterministes. Si la conscience phénoménale devait être considérée comme un épiphénomène (partie supérieure du *tableau 4*), c'est-à-dire sans activité causale, l'éventualité du libre arbitre apparaîtrait sérieusement compromise. À partir de l'état neurobiologique de notre cerveau à l'instant présent et grâce à sa connaissance absolue des lois de l'univers, le démon imaginaire de Laplace serait alors en capacité de déterminer l'intégralité de nos états mentaux passés et de prédire ceux à venir. Si ce déterminisme fort devait être rejeté en vertu des découvertes de la mécanique quantique, notre liberté n'en serait pas pour autant réhabilitée, car l'autodétermination du sujet ne peut reposer sur le hasard ou des lois de probabilité, fussent-elles objectives. En revanche, si la dimension expérientielle de la conscience est reconnue comme active en termes de causalité (partie inférieure du *tableau 4*), nous supposons la possibilité d'un libre arbitre, s'associant aux forces déterministes pour guider la délibération nécessaire à l'aboutissement de nos choix.

Nous avons volontairement placé l'inconscient, terme à entendre dans son acception psychanalytique, en position intermédiaire, entre l'autodétermination et les facteurs déterministes. Il s'agit indéniablement d'une force abstraite, en partie déterminée par le contexte socioculturel et le rapport à la langue, force qui contraint le sujet dans l'économie de son désir et de sa vie subjective. Cependant, s'il est difficile de nier le déterminisme qui l'anime, l'inconscient ne doit pas être envisagé comme une aliénation irrémédiable du sujet, parce qu'il s'agit d'une propriété de l'esprit qui est mouvante, évolutive et accessible à une approche psychanalytique, par le biais - ne l'oublions pas - de la conscience phénoménale.

- Conscience phénoménale et causalité -

Comme cela a été abordé dans les paragraphes précédents, la question de l'effet causal de la dimension phénoménale de la conscience apparaît fondamentale et soulève des enjeux majeurs en termes de liberté. Si David Chalmers interroge *l'in-fonction* apparente de l'expérience consciente vis-à-vis de nos facultés cognitives (Kanban, 2012), Dominique Laplane, quant à lui, la considère comme étant fondatrice de la première personne et dotée de potentialités causales, nécessaires pour introduire le sens dans notre pensée (Laplane, 2018, pp.105-106). Il souligne également son rôle pour que puisse aboutir l'invention. Ainsi écrit-il :

« Pour inventer, il faut un mobile qui relève avant tout de l'affectivité [...] un désir d'obtenir un résultat gratifiant. La conscience, en ce qu'elle est capable de créer l'individu et de l'intéresser à son propre sort, est l'agent organisateur nécessaire à l'invention ». (Laplane 2018, p.107).

De son côté, afin de justifier l'effet causal de l'expérience consciente, John C. Eccles a fait valoir que la condition requise pour qu'une fonction puisse survivre à la sélection naturelle réside dans sa contribution décisive à la survie de l'espèce ; or, si nos états de conscience demeurent *impotents*, la théorie de l'évolution ne peut justifier leur émergence (Eccles, 1994/1997, p.26). Cet argument évolutionniste, déjà soulevé par William James en 1879 (De Villaine, 2019, pp.66-67), permettra à Karl Popper de pointer le paradoxe qu'implique le point de vue de Thomas Huxley (Popper, 1977/2018, p.123), père de l'épiphénoménisme et pourtant Darwiniste de la première heure, au point d'avoir hérité du surnom « le bouledogue de Darwin » (De Villaine, 2019, p.20). Pour Popper, la négation de l'existence même de la conscience s'impose au matérialisme pour garantir sa cohérence vis-à-vis des lois énoncées par Darwin (Popper, 1977/2018, p.159).

Au contraire, Frank Jackson, partisan d'un épiphénoménisme à minima qu'il restreint aux qualia, rejette l'interprétation pan-évolutionniste de la théorie darwinienne, car il n'exclut pas la possibilité qu'un élément inutile pour la survie de l'espèce puisse émerger au cours de l'évolution du vivant, sous réserve que ce résidu inactif, en termes de causalité, soit dérivé d'un autre élément fournissant une valeur sélective pour l'organisme (De Villaine, 2019, p.84). Jackson exemplifie sa réflexion grâce au poids du manteau de l'ours polaire. Selon lui, cette caractéristique pondérale ne présente aucun avantage évolutif et peut être considérée comme un épiphénomène, contrairement aux capacités calorifiques de ce manteau qui représentent un atout sélectif pour la survie du mammifère. Remarquons que cet exemple est sans doute discutable, car, outre le fait que l'accumulation des graisses dans le manteau de l'animal assure sa survie dans les périodes de disette, elle favorise tout autant la chasse en permettant à l'ours polaire d'effondrer les tanières sur lesquelles il saute, de tout son poids, pour chasser les phoques, ses proies favorites. D'autre part, la masse de cette couche adipeuse est à relativiser, en raison d'une faible densité qui garantit à ce chasseur polaire un certain degré de flottaison en milieu aquatique, facilitant sa nage sur de longues distances dans les eaux de l'océan Arctique.

En fin de compte, la question scientifique et philosophique de l'effet causal de la conscience peut être formulée de la manière suivante : la sensation subjective et qualitative associée à un état mental, quelle que soit la nature de celui-ci, dirige-t-elle nos comportements ou n'est-elle qu'un surplus, c'est-à-dire un résidu inapte à causer le moindre effet ? Est-ce la sensation que « cela fait » d'avoir soif qui déclenche notre comportement d'hydratation ou bien, à l'inverse, l'activation de l'hypothalamus, sous l'effet de l'hypovolémie associée à l'augmentation de la pression osmotique cellulaire, pourrait-elle suffire pour qu'un organisme privé de subjectivité aille se désaltérer ?

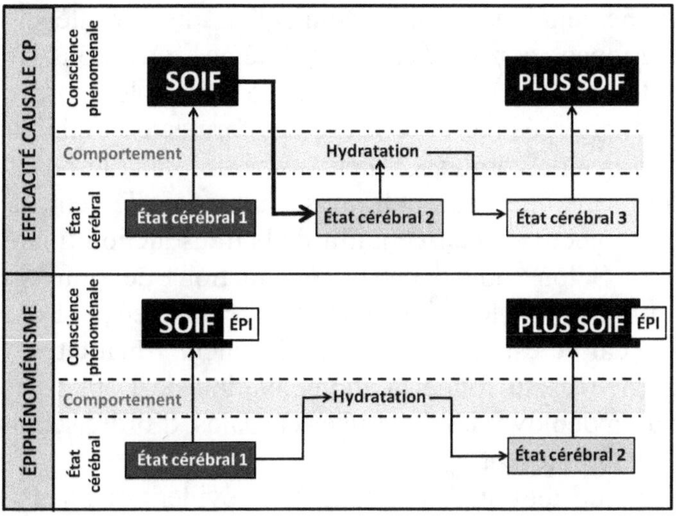

Schéma 21 - Rôle causal de la conscience phénoménale.
[ÉPI : épiphénomène ; CP : conscience phénoménale].

La moitié inférieure du *schéma 21* représente l'hypothèse épiphénoméniste, selon laquelle la valeur qualitative du vécu conscient de déshydratation n'a pas d'effet causal ; la moitié supérieure de ce même schéma décrit l'hypothèse concurrente, à savoir une activité causale de la dimension purement expérientielle de la déshydratation. Cette deuxième hypothèse implique que le quale de la soif, malgré sa dimension immatérielle, soit capable d'induire le comportement d'hydratation en modifiant l'état cérébral lui étant contemporain. Cela sous-entend une interaction entre un phénomène purement psychique (ressenti subjectif et qualitatif conscientisé) et la matière.

C'est assurément la deuxième hypothèse que notre intuition nous encourage à défendre. Pour débuter cette plaidoirie en faveur de l'activité causale de la conscience phénoménale, imaginons que la nature décide soudainement de nous confisquer le privilège de l'expérience consciente, alors même que nous nous apprêterions à admirer la Vénus de Milo : les potentiels d'action, gorgés par l'harmonie des formes et produits par nos rétines de zombies, iraient se perdre dans le néant du cortex, sans que nous puissions jouir, visuellement, de la grâce subjectivée, censée jaillir de la transduction finale du signal. Selon nous, cette soustraction de jouissance aboutirait à "l'in-fonction" de l'état mental créé par l'œuvre d'art, car c'est précisément la valeur qualitative de l'expérience qui fonde la subjectivation de l'objet perçu, afin d'en déployer les propriétés causales, d'ordre scopique dans le cas présent.

Dans un tout autre registre, il est évident que sans son aboutissement expérientiel, l'activation des voies de la douleur serait bien impuissante à remplir sa mission essentielle, celle de la survie de l'espèce. Lors d'une agression corporelle (traumatique, inflammatoire, etc.), la lésion tissulaire génère un potentiel d'action, c'est-à-dire une activité physique de nature électrique, cheminant le long des voies de la douleur et qui, après son intégration au niveau cérébral, aboutit à l'émergence d'un quale désagréable et d'intensité variable. La subjectivation de ce ressenti entraîne un effet causal permettant, entre autres, une mise en alerte et un apprentissage du danger. Au troisième chapitre, afin d'illustrer « l'intelligence sans esprit » telle que décrite par Damasio, nous avions pris l'exemple du réflexe moteur permettant, en urgence, de se soustraire à un danger calorifique. Ce réflexe archaïque, qui précède la prise de conscience du danger, opère sans aucune aide subjective du sujet. Si la conscientisation de l'agression apparaît trop tardivement pour triompher de ce sauvetage, elle contribue cependant à la prise de conscience du risque encouru. Ce vécu phénoménal permet à la victime, ultérieurement, d'adopter un comportement adéquat et de se protéger des menaces de l'environnement.

Cette adaptation est liée au traitement conscient d'une information sensorielle brute, soubassement de cet apprentissage intelligent, et résulte de l'effet causal généré par la valeur immatérielle (qualitative) de l'expérience douloureuse. C'est bien le traitement cognitif et affectif de ce ressenti algique, dans sa dimension phénoménale, qui assure l'intégration d'un contenu mnésique dont la représentation mentale a traversé les étapes de la signification et de l'accès au sens, accès que seul le vécu conscient est capable de faire advenir. Cette expérience douloureuse subjectivée favorise, de manière préventive, la mise en œuvre de comportements d'évitement. Pour nous protéger des imprudences que tous les organismes conscients sont amenés à commettre, la nature n'avait sans doute guère d'autres choix que de nous infliger ces souffrances psychosomatiques, ressenties *consciemment* au plus profond de nous-mêmes. C'est cet accès à la conscience qui, par l'entremise d'une dimension cognitive axée autour du sens, procure à l'organisme une capacité à élaborer des stratégies protectrices, dans le but de préserver son intégrité. Les complications, parfois gravissimes, survenant chez des patients souffrant d'une insensibilité congénitale à la douleur témoignent, fidèlement, des conséquences liées à la privation de l'expérience physiologiquement associée à une activation des voies nociceptives. Cette pathologie nous démontre le rôle causal de la valeur purement qualitative de l'expérience douloureuse, valeur à partir de laquelle émerge la subjectivation du processus algique. La conscience phénoménale semble ainsi jouir d'une exclusivité fonctionnelle qui participe à la résistance qu'elle manifeste à l'égard des tentatives réductionnistes.

Au-delà de cette fonction protectrice que nous lui reconnaissons et qui s'ajoute à celle régulant l'homéostasie, l'expérience consciente nous apparaît comme étant l'une des conditions sine qua non pour la mise en œuvre de nos facultés langagières et de raisonnement, car elle se porte garante de l'aboutissement du discours et plus largement de toute activité cognitive élaborée qui caractérise l'intelligence. C'est la raison pour laquelle nous prônons la reconnaissance d'une phénoménologie cognitive qui, en toute logique, devrait s'ajouter légitimement à son homologue de nature sensorielle. Tout bien considéré, il est probable que les *problèmes faciles*, énoncés par David Chalmers (1995), nous confrontent aux mêmes difficultés épistémiques que le *hard problem*, parce qu'ils impliquent également des qualia pour leur mise en œuvre. Bien que des processus sémantiques automatisés interviennent majoritairement pour qu'un sujet parvienne à former oralement des phrases, l'essence phénoménale de l'expérience consciente détermine ce que « cela fait » de parler. La pratique du langage implique, en quelque sorte, des *qualia langagiers* émanant de l'écho des sons sur le système auditif du locuteur qui les émet et dont l'inactivité causale nous apparaît peu probable. En effet, c'est précisément la mélodie langagière, en tant qu'elle est une manifestation phénoménale contemporaine de l'acte rhétorique, qui permet au sujet "parlant" de superviser la mise en œuvre automatique de son énonciation. À partir du lexique mental, celle-ci sélectionne et agence les signes linguistiques selon leur valeur sémantique, tout en construisant la syntaxe dans le but de dérouler progressivement le sens de la phrase. Le fait de s'écouter parler n'est donc pas la chasse gardée de l'orgueilleux, il s'agit d'une condition requise pour que puisse advenir le discours, car l'éclosion des qualia langagiers, en son cœur, induit un vécu phénoménal qui participe à l'acte de parole en tant qu'il le supervise.

N'est-ce pas l'intervention de cette composante expérientielle, cognitive et discursive, qui différencie le langage humain de celui qui est articulé par les multiples applications informatiques "parlantes" censées faciliter notre quotidien ? Ces outils artificiels n'ont aucune *expérience* de ce que parler nous fait vivre et ressentir ; ils manifestent, simplement, un discours algorithmique et mécaniste, inhabité subjectivement, discours généré par un agencement syntaxique et grammatical des mots de notre langue. Au sein de l'unité linguistique computationnelle, le signifiant a pour substitut un symbole, sans finalité psychique, fermement accroché au concept avec lequel il fait corps et de cette union fusionnelle toute équivocité est réduite à néant.

En outre, il n'est pas aberrant d'affirmer que le *vécu phénoménal* de nos propres paroles et, primordialement, celles de l'Autre soit indispensable pour que notre structuration subjective puisse se mettre en place, sous l'effet de la division opérée par le langage. Le quale langagier, à savoir le ressenti qualitatif brut lié au son, représente l'ébauche archaïque du signifiant, avant que celui-ci ne s'inscrive en tant que trace acoustique dans l'économie subjective du sujet. La dimension expérientielle de la conscience, qui accompagne l'écoute de l'Autre puis l'acte de parole, conditionne ainsi les effets de la chaîne signifiante dans la fabrique du *parlêtre*. Les sons émis par le locuteur agissent sur son propre appareil auditif, lequel transmet ce phénomène physique au cerveau sous la forme d'une onde électrique, vouée elle-même à faire émerger une perception phénoménale : le quale langagier. Ce contenu qualitatif convoque l'unité linguistique, c'est-à-dire le rapport Signifiant/signifié qui donne au son sa valeur subjective, valeur agissant en retour sur le processus d'énonciation et conférant au langage ses propriétés inconscientes (*schéma 22*).

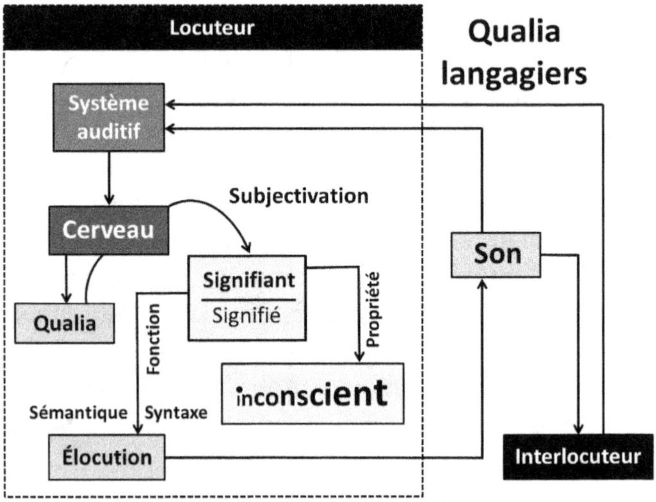

Schéma 22 - Illustration de notre hypothèse des qualia langagiers.

De manière plus générale, les qualia, sur lesquels se fonde l'expérience consciente, constituent l'une des matières premières nécessaires à la construction subjective. C'est le cas, par exemple, des excitations tissulaires phénoménales qui s'inscrivent dans le psychisme en tant que pulsions. Cette inscription subjective de l'impériosité corporelle détermine, précisément, l'effet causal pulsionnel dont on peut soupçonner, en ce qui concerne sa version sexuelle, le rôle primordial qu'il ait pu jouer dans la survie de l'espèce. Cet effet causal de la pulsion apparaît indispensable pour que la spéciation puisse advenir et il semble directement imputable à l'essence phénoménale des ressentis corporels.

Pour l'Homo sapiens, au-delà du fait que ses œuvres de chair, comme celles de ses ancêtres hominidés, auront facilité sa survie, les capacités dont il a fait preuve pour s'organiser collectivement représentent un exploit supplémentaire. De cette organisation sont nées les sociétés d'aujourd'hui, ordonnées par des lois nécessaires pour contenir les pulsions insuffisamment refoulées par le langage et produites par la subjectivation des qualia les plus néfastes pour la vie civilisée. La haine, ce quale qui a coutume de rôder à proximité de l'essence positive du monde, en fait partie. Malgré la possibilité d'un camouflage inconscient de sa dimension expérientielle, elle a causé d'innombrables horreurs collectives, mises en acte par nos civilisations et malheureusement toujours d'actualité. Ces exactions apportent une triste preuve des potentialités causales de ce que « cela fait ».

Enfin, remarquons que les cures de parole, celles que les travailleurs de l'inconscient pratiquent pour déjouer les désagréments inhérents à notre condition d'être parlant, requièrent une action causale de la *conscience phénoménale*, causalité sans laquelle rien ne viendrait à être entendu par l'analysant ou le savant qui l'écoute. La passion pour l'inconscient, cette entité que la communauté psychanalytique cherche à cerner depuis plus de cent ans, aura probablement contribué à voiler une réalité ô combien plus mystérieuse ; cette réalité est celle de l'expérience consciente dont dépend, structurellement, le produit du refoulement psychique, ceci dans un rapport ontologique identique à celui qui lie l'envers et l'endroit. L'inconscient est évidemment *impensable* sans l'essence phénoménale de la conscience qui, en tant que réalité causale, est la seule raison d'être de la division du sujet. Ce faisant, par son verdict, l'épiphénoménisme condamne l'inconscient à l'inexistence, car si la valeur qualitative de l'expérience devait être réduite à un épiphénomène, le sujet n'aurait aucun intérêt à refouler une réalité mentale demeurant inactive à l'endroit de la sphère psychique et biologique. La cure analytique des zombies de Chalmers est assurément sans espoir et nous pourrions, du matin au soir, allonger ces pauvres bougres sur le divan des lamentations, sans jamais que personne, pas même une oreille avertie, ne parvienne à entendre la moindre manifestation d'un sujet désirant.

- Conscience phénoménale chez le mammifère -

Jusqu'à son aboutissement contemporain, le développement du système nerveux central de l'Homo sapiens a permis à la conscience phénoménale de déployer progressivement, dans la matière, des capacités fabuleuses. Au cours de l'évolution anthropologique, ces capacités ont forgé le monde civilisé tel que nous le connaissons aujourd'hui, dans ses grandeurs et ses tourments. S'il est difficile d'imaginer quels ont été les avatars qui ont précédé l'émergence de la subjectivité contemporaine, on peut supposer que les prémices des systèmes conscients devaient faire cohabiter de multiples ressentis archaïques avec un vague sentiment d'unité subjective. De ces états mentaux ancestraux sont advenus de véritables systèmes psychiques, animés par l'expérience consciente. À l'échelle de l'histoire du vivant, cette dernière a révolutionné la gestion de l'homéostasie chez un certain nombre d'espèces dont la nôtre, en impliquant l'esprit en tant que régulateur des facteurs homéostatiques, régulation qui opère sous l'effet des qualia impliqués dans le maintien de conditions physiologiques viables (soif, faim, etc.). Ces composants qualitatifs de l'expérience représentent un atout indéniable pour l'organisme, grâce à la mise en alerte qu'ils déclenchent dans le but d'ajuster précisément les ressources énergétiques du système et de maintenir la volémie sanguine, ainsi que les taux d'électrolytes intra et extracellulaires.

Dans les lignes qui précèdent, le lecteur aura peut-être remarqué que nous ne restreignons pas l'attribution de l'expérience consciente exclusivement à l'espèce humaine. Il paraîtrait en effet absurde de ne pas conférer au moins à l'ensemble des mammifères, parce qu'équipés d'un système nerveux, une capacité à vivre des ressentis phénoménaux corporels et sensoriels. C'est certainement le cas de la chauve-souris de Nagel dont l'expérience de certains qualia spécifiques, inconnus des humains, lui permet de se déplacer dans l'espace. Il est possible d'affirmer que certaines espèces, dont font partie les corvidés, bénéficient, elles aussi, de facultés cognitives relativement élaborées, leur permettant de dépasser leurs compétences innées au profit d'un comportement régi par la conscience. Ces prouesses adaptatives induisent davantage d'efficience pour chasser ou se protéger.

Celles et ceux qui possèdent un chien de compagnie peuvent également témoigner des facultés langagières de leur animal qui, s'il ne parvient à énoncer le moindre mot, semble toutefois en capacité de comprendre les rudiments du langage humain et de répondre aux ordres simples. Ne dit-on pas du meilleur ami de l'homme qu'il ne lui manque que la parole ? Une étude portant sur un célèbre Border Collie nommé *Chaser*, particulièrement doué, a permis de mettre en évidence des aptitudes canines à comprendre le langage humain, avec des réponses comportementales adaptées aux ordres, et ce, malgré des variations syntaxiques et sémantiques dans l'énonciation des consignes (Pilley, 2013).

Une autre étude, réalisée chez des singes tamarins à tête blanche (Ramus, Hauser, Miller, Morris, & Mehler, 2000), suggère que le chien n'a pas le monopole en termes de facultés langagières extrahumaines. Dans ce travail, les chercheurs avaient pour objectif d'évaluer les aptitudes simiesques vis-à-vis de la discrimination de langues inconnues, dans le cadre d'un protocole comportant un groupe contrôle de nouveau-nés humains. Dans les deux groupes, il a été retrouvé une capacité à différencier des phrases de néerlandais et de japonais, sans apprentissage préalablement à l'expérimentation, et cette distinction n'a pas été possible lorsque les phrases étaient énoncées à l'envers. Ces résultats suggèrent que, chez les singes tamarins, la discrimination linguistique pourrait être basée sur des propriétés propres à la parole et qu'elle ne peut être expliquée uniquement par des facultés à discriminer des stimuli auditifs, complexes et non langagiers.

Enfin, en 2024, une équipe de chercheurs nord-américains (université du Colorado) a publié les résultats d'une étude ayant analysé, à partir de plusieurs centaines de barrissements, les modalités de communication au sein d'une population d'éléphants sauvages du territoire africain (Pardo et al., 2024). Ces chercheurs ont démontré que ces mammifères parvenaient à s'interpeller, les uns avec les autres, grâce à des cris *individuellement* spécifiques, déterminés par la structure acoustique de l'appel. Ainsi, à l'instar des êtres humains et contrairement aux cétacés qui s'adressent à leurs congénères en imitant le cri de l'animal récepteur, les éléphants semblent capables de s'attribuer mutuellement une forme d'identité acoustique, identité dont ils se servent pour communiquer entre eux.

Si le langage n'est pas un prérequis pour qu'un organisme puisse jouir d'une forme de conscience, la réciprocité est fausse et, de ce fait, les aptitudes langagières des mammifères cités précédemment, bien que relativement limitées, laissent penser que ces animaux expérimentent consciemment les informations perceptuelles. L'ensemble des indices dont nous disposons pour attester de l'essence phénoménale de la conscience chez bon nombre d'espèces, en particulier celles dotées d'un système nerveux, représente un argument sérieux en faveur du bien-fondé des revendications animalistes et, sans doute, osons le dire, de l'intérêt à ratifier une charte du droit animal.

- Pour conclure ce chapitre -

L'étude de la conscience nous impose de prendre en compte sa dimension phénoménale qui représente potentiellement la quintessence des fonctions de l'esprit. Nier le vécu du sujet en tant que causalité à part entière induit une opération de soustraction qui expulse l'éminence grise de la matière, compromettant, de manière rédhibitoire, la possibilité d'appréhender fidèlement les rapports corps/esprit. Une telle négation équivaut à créditer l'hypothèse selon laquelle une réplique de notre monde aurait pu être bâtie par des peuples de zombies, sans même que ces automates, biologiques et multicellulaires, ne puissent avoir conscience d'un tel exploit. Nous espérons avoir proposé quelques arguments convaincants quant à l'absurdité d'une telle hypothèse. Il nous paraît évident que les zombies de Chalmers, piètres ersatz des entités conscientes, ne puissent reproduire les comportements humains guidés par l'affectivité et le désir. Chez ces malheureux, on peut imaginer que la privation de l'expérience, qualitative et subjective, ait pour conséquence de réduire leur vie psychique à une réactivité grossière, gouvernée par un inconscient cognitif évidé du sujet et compromettant toute activité volontaire de création et de liens sociaux.

Bien qu'elle soit tant redoutée des matérialistes, la réalité d'un "fantôme dans la machine" nous apparaît comme une évidence ; reste à savoir s'il s'agit uniquement d'un produit émergeant de la complexité cérébrale ou si, au contraire, cet épouvantail de la science puise sa vitalité par-delà le réel de notre dimension spatio-temporelle.

Utilisant le concept de l'identité psychophysique, certains contrediront les arguments qui précèdent, en prétextant que la dimension phénoménale de la conscience ne peut être soustraite des états cérébraux dont elle est contemporaine, états désignés, par ces détracteurs matérialistes, comme la véritable causalité de nos comportements. À ceux-là, nous pourrions répondre par le contre-argument du *grand paradoxe* (cf. Chapitre II) que l'on peut résumer de la manière suivante : le constat d'une organisation immatérielle de nos vies psychiques, alors qu'aucune loi psychophysique n'a pu être établie à ce jour, est incompatible avec le principe de clôture causale du domaine physique qui fonde le monisme matérialiste. La théorie relative à cette vision du monde se retrouve ainsi piégée dans le guet-apens que lui a tendu le physicalisme, précisément à partir du dictat imposé par ce fameux principe de clôture causale.

Le dernier rempart contre l'évidence serait de considérer nos vécus subjectifs comme de vulgaires épiphénomènes, tout en décrétant que les rapports liant chacun des objets mentaux de nos vies psychiques sont déterminés par des lois de nature biologique, advenant en deçà du sens, alors même que l'on constate la puissance causale du contenu mental dans le processus d'idéation. En ce cas, nous interpréterions cette obstination comme une défense légitime à l'encontre de ce vieux démon dualiste, lequel semble s'être engagé sur le chemin du retour.

Ce qu'il faut retenir du chapitre
« Elle est vraiment phénoménale ! »

→ Les **qualia** correspondent aux **ressentis qualitatifs** associés à l'expérience consciente. Ils jouissent, avec la **conscience phénoménale** à laquelle ils appartiennent, d'une irréductibilité à quelque chose de plus élémentaire.

→ Le **« problème difficile »** suggère l'absence de connaissances susceptibles de rendre compte, dans un **vocable physicaliste**, de l'émergence des **caractéristiques phénoménales de la conscience** à partir de **processus physiques non phénoménaux.**

→ **Le matérialisme scientifique,** à l'exception de l'émergentisme, implique une conception relativement **déterministe du monde,** condamnant le **libre arbitre** à n'être rien d'autre qu'une illusion.

→ La **dimension phénoménale** de la conscience semble jouir d'une **puissance causale** dans la détermination de nos **comportements** et **activités cognitives**.

→ Nous supposons la réalité du **libre arbitre** à partir de cette **efficacité causale** de la conscience **phénoménale.**

CHAPITRE V

"Au-delà" du matérialisme

« L'avènement de l'être est tout aussi mystérieux que sa fin, la mort. Ne pouvons-nous donc tirer quelque espoir de la pensée que l'ignorance de notre origine est tout aussi grande que l'ignorance de notre destinée ? La vie ne peut-elle pas être vécue comme une merveilleuse aventure, un défi, dont le sens reste à découvrir ? » John Carew Eccles. (1997, page 38).

- La conscience : un élément immatériel ? -

Malgré la complexité organisationnelle du tissu nerveux et la globalisation qui s'opère dans le traitement des données, le matérialisme scientifique n'est pas en capacité de justifier clairement les modalités qui permettent de générer un esprit conscient, organisé par des lois immatérielles et dont on peut suspecter l'irréductibilité à la réalité physique. Ainsi, les impasses de ce modèle devraient permettre de considérer l'hypothèse d'une conscience immatérielle comme une alternative théorique plausible, et ce, malgré les difficultés théoriques relatives à l'interaction entre une telle entité et la matière. Si la dynamique de la psyché transcende véritablement les lois matérielles, et à la condition de rejeter l'étape extraordinaire que propose l'émergentisme, alors le caractère abstrait et immatériel de ce qui gouverne notre esprit pose inévitablement la question d'une instance complémentaire, interagissant avec le système nerveux central, dans un dépassement des lois de la physique traditionnelle.

Définir la nature des qualia, c'est-à-dire du vécu qualitatif que chaque sujet expérimente à la première personne, représente un autre défi qui s'impose au matérialisme. Il est possible de postuler que si la science nous autorisait une compréhension précise et complète des mécanismes cérébraux à l'origine de la conscience, la théorie qui en résulterait serait bien incapable de rendre compte de sa réalité phénoménale. La chauve-souris de Nagel et la prisonnière du petit royaume sans couleur, imaginée par Jackson, illustrent ce constat qui semble compromettre l'espoir d'abolition naturaliste du fossé explicatif, au moins dans l'acception épistémique de ce terme.

1. Le dualisme naturaliste et le panpsychisme :

C'est à partir de ce fossé de la connaissance que David Chalmers proposa un dualisme naturaliste, lequel différencie ontologiquement l'être matériel de celui qui compose l'expérience consciente (Kanban, 2012). Bien qu'il entame une rupture vis-à-vis du principe de clôture causale du monde physique, il n'exclut pas pour autant la conscience de son cadre naturaliste. Pour justifier des liens entre la matière et l'essence phénoménale de l'être, il conjecture sur l'existence de lois psychophysiques, différentes de celles qui organisent la physique. Dans cette relation duelle d'avec la matière, la conscience est pensée comme une propriété irréductible à l'être physique, auquel elle serait néanmoins rattachée, non pas ontologiquement, mais par l'intermédiaire de ces présumées lois psychophysiques naturelles. Comme le remarque Katia Kanban (2012), on : « […] peut se demander si poser deux types de propriétés, en ce que leur être est ontologiquement différent, n'est pas renommer pour la modernité matérialiste le dualisme des substances ; [...] ».

La position défendue par le philosophe Thomas Nagel s'origine également du rejet de toute forme de réductionnisme du mental au physique, sans que, pour autant, la réduction du tout à ces unités élémentaires soit proscrite, bien au contraire. Ce qui guide sa philosophie, en dépit de son athéisme, « […] c'est la conviction que l'esprit n'a pas été ajouté après coup, que ce n'est ni un accident ni un complément, mais un aspect fondamental de la nature » (Nagel, 2012/2018, p.29). Malgré ses critiques envers le naturalisme évolutionniste, il n'est pas question pour Nagel de sortir du cadre naturaliste et d'embrasser les positions théistes. Il s'agit davantage de considérer l'esprit et la raison comme des « […] aspects fondamentaux d'un ordre naturel non matérialiste » (Nagel, 2012/2018, p.52), ceci afin d'échapper au réductionnisme psychophysique. Nagel défend un ordre naturel du monde, incluant la physique, mais sans restreindre l'organisation du vivant aux lois de cette dernière.

Par ailleurs, du fait de son caractère fondamentalement inexplicable, il se satisfait peu du concept d'émergence (schéma 23) pour justifier l'apparition du mental.

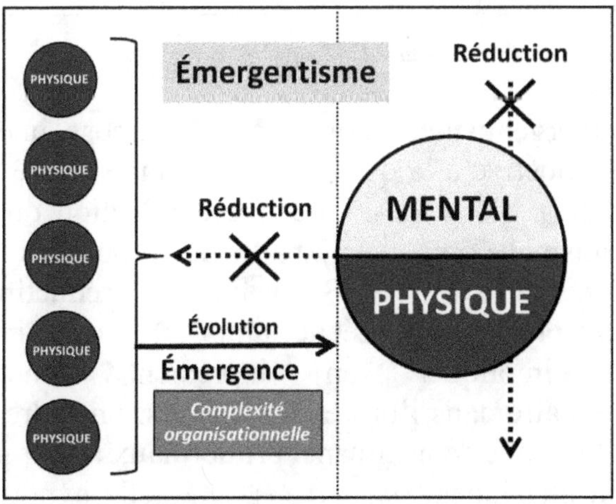

Schéma 23 - Émergentisme.

Rappelons que, pour l'émergentisme, la réfutation d'une réduction du mental au physique repose sur l'irréductibilité supposée du tout (le monde macroscopique) à ses parties, le psychisme étant appréhendé comme le produit d'une émergence rendue possible par la complexité organisationnelle de la matière. Cette philosophie, assurément naturaliste, implique la nature *physique* exclusive des unités élémentaires qui génèrent, par le biais du processus d'émergence, la réalité mentale.

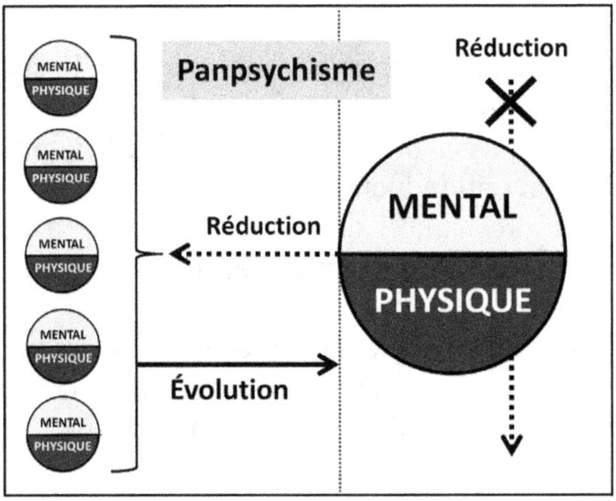

Schéma 24 - Le panpsychisme.

À l'émergentisme, Thomas Nagel oppose une « [...] réponse réductive à la question constitutive [...] » (Nagel, 2012/2018, p.87), c'est-à-dire une explication du mental des organismes complexes à partir des propriétés de leurs constituants élémentaires. Selon lui, si l'irréductibilité du mental au physique est réelle, alors la réponse réductive pourrait impliquer un ingrédient fondamental supplémentaire dans l'ordre de l'univers, un ordre naturel au sein duquel les constituants primordiaux ne seraient pas purement physiques (*schéma 24*). Une telle hypothèse, de nature panpsychiste, implique que les vertus mentales des organismes conscients puissent ne pas découler uniquement de la complexité architecturale et fonctionnelle de la matière, mais au contraire, qu'elles soient intégrées au sein d'un monisme ontologique impliquant les deux réalités, à savoir le mental et le physique. De surcroît, les organismes conscients n'étant pas constitués de particules subatomiques spécifiques qui les différencieraient du reste de l'univers, si la réduction du tout n'élimine pas la dimension psychique des unités, alors cet ordre naturel sous-entend l'universalisme de ce monisme psychophysique et son extension théorique aux choses inertes. Les unités élémentaires de la matière jouiraient ainsi de propriétés *protopsychiques*, permettant l'apparition de la conscience chez les organismes bénéficiant structurellement d'un niveau élevé de complexité.

Le panpsychisme conçoit la conscience comme une propriété naturelle, intrinsèque à la matière, que celle-ci soit vivante ou inerte, et inscrite jusque dans ses dimensions particulaires, sous la forme d'une proto-conscience. De ce fait, cette orientation philosophique suppose que l'apparition de l'essence phénoménale de la vie puisse remonter aux origines de l'univers, avec une évolution graduelle soumise aux lois de la sélection naturelle, lesquelles auraient façonné le système nerveux des organismes (Marceau, 2020, p.44). Tout comme l'émergentisme, qui défend la survenance de la conscience sous l'effet d'un certain niveau de complexité de la matière, le panpsychisme est compatible avec les théories évolutionnistes.

Questionner l'émergence d'une conscience *unifiée*, construisant subjectivement le sujet à partir de l'agrégation de proto-psychismes particulaires, constitue la première objection au panpsychisme. D'autre part, comme Popper l'a opposé à cette théorie : « [...] d'un point de vue physique, deux atomes de même isotope sont complètement identiques, quelle que soit leur histoire passée. S'ils sont radioactifs par exemple, leur probabilité ou propension à se dégrader est exactement la même, quelle que soit la différence entre leurs histoires radioactives passées ». (Popper, 1977/2018, p.121). Le philosophe des sciences en avait conclu qu'il serait improbable, d'un point de vue physique, qu'ils disposent d'une mémoire.

Si Thomas Nagel admet comme concevable la possibilité d'une explication réductive de la conscience, ceci à partir d'un monisme universel au sein duquel le physique et le mental seraient indissociables ontologiquement, il n'en demeure pas moins que le philosophe new-yorkais pointe la difficulté à réduire identiquement *la raison.* En effet, selon Nagel : « La rationalité, plus encore que la conscience, semble être nécessairement une caractéristique du fonctionnement du sujet conscient tout entier et elle ne saurait, même de manière spéculative, être conçue comme composée d'innombrables atomes de rationalité miniature » (Nagel, 2012/2018, p.130). À partir de ce constat, afin d'expliquer l'apparition des capacités de raisonnement qui caractérisent les organismes supérieurs, il en vient à considérer l'hypothèse émergentiste comme une alternative possible, tout en reconnaissant que l'attribution d'une telle survenance aux effets du hasard évolutif est discutable.

Pour remédier à cela, il formule une solution *téléologique*, intégrée dans un ordre naturel (Nagel, 2012/2018, p.132), en opposition à l'explication réductionniste causale ou à celle, diamétralement opposée, relative à l'existence d'une entité divine. Au panel des lois fondamentales connues, l'hypothèse téléologique ajoute d'autres lois dont le fonctionnement serait lié à une *temporalité historique* qui, en s'appliquant à la relation du présent et du futur, pourrait guider la part indéterministe de la physique vers une auto-organisation de la matière (Nagel,

2012/2018, pp.136-138). Cette conjecture téléologique confère à l'univers une forme d'intelligibilité naturelle, s'affranchissant, dans le même temps, d'une explication causale totalitaire. On peut d'ailleurs, légitimement, se demander si de telles lois naturelles supposées - favorables à une finalité définie et qui agiraient au-delà de celles, fondamentales, qui organisent la matière d'instant en instant - pourraient être régies en partie grâce à l'action causale de la conscience. Il s'agit en effet de l'unique variable universelle permettant d'organiser le monde d'un futur non imminent, à partir du présent.

En définitive, bien qu'il reconnaisse les limites de ses propres tentatives pour expliquer l'apparition de la vie et de l'esprit, Thomas Nagel explore toutes les pistes en adéquation avec une irréductibilité présumée du mental au physique. Son objectif est de développer des alternatives au matérialisme et aux « [...] explications darwiniennes spéculatives [...] » (Nagel, 2012/2018, p.185) qui, selon lui, ne peuvent rendre compte de la complexité de l'univers.

2. Le dualisme interactionniste :

Ce modèle métaphysique, dont Descartes est le représentant historique et emblématique, différencie ontologiquement la matière et l'esprit, considérant ces deux entités comme deux substances distinctes, interagissant l'une avec l'autre. Le dualisme interactionniste est confronté à un obstacle théorique majeur qui concerne les modalités relationnelles entre la matière (appartenant au monde naturel) et une entité psychique supposément immatérielle. Les théories interactionnistes sont bien sûr rejetées par le physicalisme, au nom du principe de clôture causale du domaine physique et des lois thermodynamiques de conservation de l'énergie.

Karl Popper a néanmoins défendu un tel modèle en comparant l'esprit à une force physique. Dans un ouvrage coécrit avec John C. Eccles, il formula l'hypothèse d'une interaction psychophysique, c'est-à-dire d'une action causale de l'esprit sur le cerveau, action dont il supposait la médiation par des processus quantiques (Dolbeault, 2013 ; Eccles, 1994/1997, p.187). Popper soulignait que les forces, les champs de force et les charges sont tout aussi réels que la matière qui constitue notre réalité (Popper, 1977/2018, p.38). Ce constat l'a amené à considérer les organismes vivants comme des *processus* physiques, animés par des forces moléculaires permettant, entre autres, à la matière cérébrale de se transcender elle-même dans la production de l'esprit (Popper, 1977/2018, p.39-40). En dépit de sa connotation dualiste et interactionniste, le modèle proposé par Karl Popper s'intègre malgré tout dans le cadre d'une *théorie émergentiste* et, par voie de conséquence, naturaliste, théorie au cœur de laquelle l'esprit est envisagé en tant que force émergente, issue de la matérialité du corps.

Eccles, quant à lui, proposa un dualisme interactionniste impliquant d'une part un « esprit conscient de soi » (Eccles, 1994/1997, p.40) et d'autre part ce qu'il nomma le « cerveau de liaison », c'est-à-dire la partie cérébrale impliquée dans l'interaction. Il formula une hypothèse unitaire, au sein de laquelle le psychisme est appréhendé comme un ensemble composite d'événements mentaux irréductibles. Eccles conjecturait que chacune de ces unités mentales était couplée, de façon réciproque, à une unité matérielle appartenant aux structures neuroanatomiques fixes du néocortex (Eccles, 1994/1997, p.127). Il imagina l'interaction comme siégeant au niveau des boutons synaptiques, ces derniers reliant les neurones sur l'ensemble des zones associatives du cortex cérébral. Une telle hypothèse implique que les unités psychiques, chacune spécialisée dans un type précis d'expérience mentale, puissent agir par l'intermédiaire d'un champ de probabilité quantique régulant l'exocytose des vésicules synaptiques, cibles de ces événements mentaux non matériels (Eccles, 1994/1997, p.93). Eccles soutenait que ces modifications de probabilité, obéissant aux lois de l'infiniment petit, pouvaient survenir sans apport d'énergie. Il considérait ce couplage unitaire spécifique, entre les unités mentales et leurs homologues de nature matérielle, comme la base de l'interaction entre l'esprit et le cerveau (Eccles, 1994/1997, p.174). Bien que dépourvus de masse et d'énergie, les champs de probabilité de la mécanique quantique, supposément actifs sur les microsites synaptiques, permirent à Eccles de traiter la question épineuse de l'interaction dont le dualisme ne peut se déprendre. Par ailleurs, afin d'expliquer l'unification des perceptions et de l'expérience consciente, il supposait une transmission d'informations entre les diverses unités psychiques (Eccles, 1994/1997, p.213).

Contrairement à Popper, défenseur d'un dualisme naturaliste, Eccles arrima sa théorie à une dimension théologique, son axiomatique ayant renforcé puissamment sa foi en l'origine divine de l'âme humaine et en l'existence d'un « [...] Dieu transcendant, créateur de l'univers » (Eccles, 1994/1997, p.215). Son hypothèse, qui n'a été étayée par aucune preuve expérimentale, est évidemment invérifiable. Il est cependant intéressant de noter que le concept d'une conscience non neuronale, repris par le dualisme contemporain, ait pu être pensé scientifiquement dès la fin du XXe siècle, à la lumière de la mécanique quantique et au-delà de l'interaction localisationniste substantielle, telle qu'elle avait été envisagée historiquement par Descartes, sur le site de la glande pinéale.

Plus récemment, à l'initiative du chercheur en neurosciences Mario Beauregard, un collectif de scientifiques a publié un manifeste en faveur d'une *science post-matérialiste* (Beauregard et al., 2014b), laquelle soutient que la conscience n'est pas fabriquée par le cerveau et qu'elle doit être pensée comme un *élément fondamental de l'univers*, au même titre que la matière, le temps et l'espace (Beauregard et al., 2014a). Remettant en question le paradigme et les dogmes matérialistes, ce manifeste suscite l'engouement de nombreux professionnels issus de disciplines diverses (neurosciences, médecine, philosophie, etc.) et compte aujourd'hui plus de 500 signataires à travers le monde.

Les partisans du post-matérialisme suggèrent la nature immatérielle de la conscience et son existence au-delà de notre dimension spatio-temporelle (Beauregard et al., 2014a ; Van Lommel, 2011). Cette jeune théorie dualiste différencie ontologiquement la matière et l'esprit, considérant ce dernier comme une réalité irréductible au monde physique, mais sur lequel il serait capable d'agir, là encore selon des modalités d'ordre quantique. Ce faisant, le post-matérialisme suppose l'existence d'un esprit universel, englobant tous les esprits individuels, et assimile le cerveau à un « transcepteur de l'activité mentale » (Beauregard et al., 2014a, p.3), nécessaire à la manifestation de l'esprit, mais innocenté dans sa production. Autrement dit, les défenseurs de cette théorie conçoivent l'encéphale comme un récepteur biologique, interagissant, via des processus quantiques, avec une *res cogitans*[1] moderne incluant la conscience, mais également les objets mentaux.

Le cardiologue Pim Van Lommel, l'un des leaders d'opinion signataires du manifeste, compare la conscience au *cloud* qui régit nos systèmes informatiques, ceci afin de rendre compte de son caractère non local et de son existence au-delà de l'espace et du temps (Allix, 2023, p.73). Pour ce pionnier dans le domaine de la recherche clinique sur les EMI, le cerveau agirait comme une interface qui filtrerait

[1] La « substance pensante » selon Descartes.

l'inscription de la conscience dans notre réalité. Mario Beauregard, quant à lui, parle de « transduction psycho-neurale », c'est-à-dire d'une transformation d'informations psychiques en un substrat neurobiologique à l'échelon neuronal (Beauregard, 2019, p.199 ; Beauregard, 2007).

Les enjeux spirituels de la science post-matérialiste sont loin d'être négligeables, parce que l'extraction théorique de la subjectivité au-delà de l'entité encéphalique, à l'instar du dualisme proposé par Eccles, implique son immunité vis-à-vis de la mort cérébrale.

3. La pensée universelle de Laplane :

Dès les années quatre-vingt-dix, Dominique Laplane formula l'hypothèse d'une pensée universelle (PU), hypothèse développée dans son essai intitulé « La mouche dans le bocal ». Dans cet ouvrage, il rend hommage au « monisme véritable » énoncé par Spinoza à son époque, monisme ayant proclamé « […] l'unité fondamentale du monde physique et du monde de la pensée » (Laplane, 1987, p.110). Avec indulgence, eu égard aux données scientifiques acquises depuis l'époque spinoziste, il rectifie les affirmations du philosophe néerlandais lorsque celui-ci réfutait l'interdépendance de la pensée (*attributs de Dieu*) avec le monde physique. Néanmoins, il reconnaît au panpsychisme sa capacité à résoudre le mystère de l'apparition de la conscience. Dominique Laplane défend le caractère fondamental de cette dernière et son irréductibilité à quelque chose de plus élémentaire (Laplane, 2018, pp.116-117). Pour ce neurologue, il s'agit de considérer l'expérience consciente comme l'un des éléments fondamentaux universels, « […], au même titre que la masse, la charge ou l'espace-temps » (Laplane, 2018, p.119). Il énonce ainsi une proposition dérivée du panpsychisme, en supposant « […] qu'il existe de la pensée en dehors du cerveau humain, [et] qu'il n'est rien dans l'univers qui ne soit pensée » (Laplane, 1987, p.112). L'axiomatique personnelle de Dominique Laplane consiste à décréter notre vie mentale comme appartenant à cette PU, dont elle s'individualiserait, sans s'en détacher, ceci par l'intermédiaire du cerveau.

Il en vient finalement à énoncer une proposition étonnante, s'il en est, celle d'une transformation de l'énergie en pensée et vice-versa, sans que, pour autant, à la condition de présumer l'incomplétude de nos théories physiques, cette axiomatique engage nécessairement une violation des lois de conservation de l'énergie (Laplane, 1987, p.112). Pour cela, il s'appuie sur l'analogie proposée par Popper au sujet de l'électromagnétisme, une force physique obéissant à de nouvelles lois et qui, comme celle de la gravité, est venue enrichir la mécanique newtonienne en tant que composant fondamental irréductible de l'univers. S'il reconnaît le caractère spéculatif de sa proposition de *transformation*, il écrit qu'elle « [...] doit être conçue comme un axiome qui, *a priori*, n'est ni plus ni moins valable que le dualisme, le matérialisme, l'idéalisme ou encore l'identité prise comme une sorte de spinozisme modifié » (Laplane, 1987, p.117).

L'axiomatique est séduisante et malgré les réticences de Laplane à accorder un quelconque crédit métaphysique aux vécus expérientiels relatés par les témoins d'EMI (Laplane, 2018, pp.122-132), ces derniers ne pouvaient espérer meilleur avocat, à l'exception de John C. Eccles et des partisans du post-matérialisme, pour défendre leur cause de messagers d'un au-delà du réel.

- Les EMI : un au-delà du langage -

À la suite d'une EMI, raconter son odyssée est éprouvant pour le témoin qui ne peut retranscrire fidèlement un vécu étrange et difficilement verbalisable, dont la dialectisation altère inévitablement la dimension substantielle, à tel point qu'il renonce souvent à la conter ou atermoie durant plusieurs décennies avant de se lancer dans une telle entreprise. La fadeur relative du langage édulcore mécaniquement l'énonciation d'une expérience nouvelle qui semble avoir définitivement bouleversé le sujet dans son essence véritable. Pour le voyageur hors du corps, narrer ce vécu extraordinaire équivaut à confronter son récit, ainsi que la conviction inébranlable de son authenticité, aux éventuels instincts réductionnistes d'un confident peu scrupuleux, susceptible de réduire son expérience à une simple fantaisie biologique. Laissons de côté notre orgueil neuronal et tentons de nous décaler de la science basée sur les preuves, en *supposant* que ces voyageurs spirituels aient réellement vécu une expérience dissociée de la vie biologique. Serait-ce impossible ? La Terre n'a-t-elle jamais été plate dans la cosmographie ancienne ? N'était-elle pas le centre de l'univers autour duquel tournaient les astres ? L'espace d'un instant, en dépit d'une posture peu académique, essayons de considérer comme véridique le périple de ces âmes post-cartésiennes. Écoutons-les sans *a priori*, en délaissant, au moins transitoirement, notre méfiance scientifique à l'endroit de la subjectivité, ce scepticisme que le matérialisme et la psychanalyse nous enseignent à juste titre, afin de nous prémunir contre les duperies du psychisme. Humainement parlant, il n'est pas légitime d'ignorer la singularité de ces récits, pas plus qu'il n'est scientifiquement raisonnable de les interpréter, catégoriquement, du haut de notre savoir, comme des hallucinations ou des productions oniriques.

Postuler le caractère fondamental de la conscience et son autonomie vis-à-vis de la matière apparaît compatible avec la phénoménologie des EMI et, tout particulièrement, celle qui s'anime lors de la phase de décorporation. Les caractéristiques narratives de cette phase nous encouragent à dépasser notre instinct matérialiste, celui avec lequel nous avons l'habitude de résoudre les énigmes scientifiques ordinaires.

"L'au-delà" de la langue, dans lequel les témoins d'EMI racontent avoir été projetés, nous devons en tenir compte dans notre analyse, non pas seulement comme un facteur limitant la transmission orale de l'expérience, mais bien davantage comme la marque d'une scission d'avec le système neuronal du langage. Malgré les controverses de la science protocolaire, *le cas Nicolas Fraisse* vient renforcer cette hypothèse, car, lors de ses sorties de corps, il précise que sa pensée fonctionne, mais qu'il n'est pas en état de comprendre, au fil de l'eau, les mots ou les phrases éventuellement observés dans le réel de la scène (Dethiollaz & Fourrier, 2020, p.58). Le message sémantique émerge dans l'après coup, à partir du contenu perceptif mémorisé, chargé d'images composées de lettres, de mots ou de chiffres, c'est-à-dire de symboles dont les significations sont reconstituées à la suite de l'échappée, dès lors que le sujet récupère ses facultés neuronales et langagières. Cette latence, nécessaire pour que puisse advenir l'interprétation sémantique, ne fait pas de son expérience hors du corps un vécu désarrimé à la signification, mais force est de constater que celle-ci n'est pas régie par les codes langagiers du sujet.

Les témoins d'EMI, quant à eux, semblent avoir été inondés par des qualia non référencés dans le système de notre langue, s'imposant comme des ressentis fondamentaux et non langagiers, le plus souvent agréables, voire orgasmiques, parfois cauchemardesques. Cette inondation psychique bouleverse le sujet dans l'entièreté de son être et chacune de ses cellules en garde une trace mémorielle que des répliques, sensori-affectives, manifestent lors de l'évocation langagière de la phase dite "transcendante". Au cours de cette *aphasie spirituelle*, contemporaine de l'expérience, le langage fait place à une pensée omnisciente, épurée du verbe au profit d'une sensorialité absolue, traversant la matière et qui donne l'air d'une monstration, celle de la connaissance, au cœur même de sa source. Les amarres du fardeau neuronal semblent avoir été larguées, les signifiants et la division du sujet avec. L'extinction transitoire du langage, troué et neuronal, et l'émergence d'une communicabilité absolue, télépathique, pourraient témoigner de ce largage.

Ce n'est peut-être pas tant une pensée sans langage qu'une sensorialité psychique qui se manifeste dans l'intimité de l'expérience, une sensorialité produite par une information de nature inconnue et imprégnée simultanément par toutes les dimensions du savoir non langagier qu'elle implique. Les récits des témoins pourraient même laisser penser que la nature de ce vécu phénoménal puisse correspondre à un contenu informationnel dans son état le plus fondamental, en deçà de sa perception, contenu susceptible de révéler l'ontologie cachée du sujet. Le sentiment de réalité, puissamment accru, tel qu'il est rapporté par les témoins, nous pousse à *croire* que c'est peut-être dans l'information elle-même que résident les véritables racines de l'existence, une dimension informationnelle compatible avec la *pensée universelle* de Laplane ou la *conscience non locale*, telle qu'elle a été baptisée par les post-matérialistes. Dans cette hypothèse métaphysique, le sujet n'est plus l'organisme pensant qui traite les signaux que l'appareil perceptif lui envoie, il devient l'information elle-même, sans interface perceptive, bouleversant sa position subjective par le sentiment d'être toutes les choses, partout à la fois. Puis, alors que son moi neuronal serait sur le point de disparaître, l'énergie ayant coutume de l'animer se préparerait à réintégrer sa source originelle : un geyser métaphorique d'amour et de connaissances. À la vision charnelle, ophtalmologique, engoncée dans ses trois dimensions, la précision intégrale de l'information consciente se substituerait, dessinant le réel dans les moindres détails, des profondeurs de l'atome jusqu'à celles du cosmos.

Ainsi, l'EMI ne pourrait-elle pas s'interpréter comme l'affaissement, provisoire et réversible, d'une limite circonscrivant la réalité neuronale spatio-temporelle et l'antichambre d'une spiritualité ultime ? Au cœur de cette dernière, refuge hypothétique des âmes, régnerait l'énigmatique Expérience de Mort Cérébrale (EMC). Son clivage vis-à-vis du réel, jalonné par le fameux point de non-retour, en déterminerait l'inaccessibilité aux futurs rescapés. L'intentionnalité, supposément libérée de ses filtres neuronaux, viendrait en frôler les contours, universellement métaphorisés par une lumière d'amour inconditionnel, signalisation vers un au-delà, celui du réel. À l'occasion d'une mort clinique, l'extinction des sens et des perceptions grossières que le tissu neuronal produit, à partir du réel, semble dévoiler le simulacre ontologique que la nature pourrait nous imposer : celui d'un *moi* qui pense faire unité dans un système biologique périssable. Suite à une fausse alerte ou à l'amorçage d'une mort cellulaire, cette entité subjective, présumée factice, donne l'air de s'estomper et la compartimentation neurobiologique de l'expérience consciente, celle qui nous est familière, de voler en éclats, emportant avec elle l'artefact du temps, pour céder sa place à la vérité d'un instant éternel.

- Une triade Matière, Conscience et Psyché ? -

Certains de nos lecteurs, noyés dans l'ésotérisme des quelques lignes qui précèdent, ont peut-être perdu le fil de notre réflexion. À ceux-là, il est temps de venir en aide en reprenant notre métaphore du système solaire, celle évoquée brièvement à l'occasion du troisième chapitre de cet ouvrage : le Soleil, la lumière, la nuit, l'observateur nocturne, la Lune et le clair de lune représentent les éléments de la métaphore, auxquels correspondent respectivement la conscience, l'intentionnalité, la science, le neuroscientifique, le cerveau et la psyché (*schéma 25*).

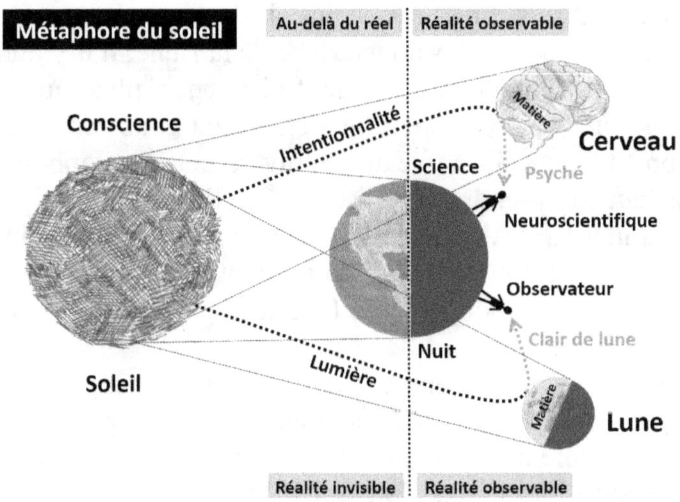

Schéma 25 - Argument métaphorique du système solaire *en tant que critique de l'épistémologie neuroscientifique.*

Le clair de lune se construit visuellement à partir de la lumière du soleil qui se projette sur la matière des reliefs lunaires, avant de se réfléchir vers l'observateur nocturne, alors même que l'étoile solaire est invisible pour ce dernier. Nous supposons que la psyché, liée métaphoriquement au clair de lune, émerge à partir de la matière biologique, par l'entremise de la conscience, celle-ci restant inaccessible, dans sa dimension qualitative, à l'observateur scientifique. Dans notre hypothèse, le chercheur en neurosciences, étudiant les rouages de l'esprit, est en tout point comparable à l'observateur nocturne qui profite du clair de lune. Identiquement à la psyché qui ne peut être réduite aux voussures de l'encéphale ou à l'unité neuronale, la douce lumière lunaire n'est pas réductible à la matérialité de ses plaines basaltiques ou à celle des cratères qui parsèment sa surface. C'est bien le Soleil qui, profitant de la matérialité de notre fidèle satellite planétaire, produit le rayonnement du clair de lune, ce dernier étant à la fois matière et lumière. Si Neil Armstrong avait eu l'idée de creuser de gigantesques tranchées à la surface de la Lune, il n'y aurait évidemment jamais trouvé le Soleil, pas plus que les neurosciences n'ont repéré le siège de la conscience dans les profondeurs du cerveau. À travers cette métaphore, il nous faut comprendre que la science de l'esprit pourrait être condamnée à vivre une nuit éternelle dont l'obscurité viendrait restreindre, indéfiniment, ses capacités d'observation et son accès à la nature phénoménale de la vie psychique.

La conscience, épurée de son contenu, mystérieuse énergie en apparence irréductible, est-elle un phénomène réel ou seulement une entité factice, simulée par une sensorialité biologique donnant l'illusion à la collectivité cellulaire de n'être qu'une ? L'erreur de Descartes résidait-elle dans le déni du monisme ou s'agissait-il d'une simple confusion dans les ingrédients de la substance mentale ? Cette intime inconnue, qui fait battre le cœur de nos existences en insufflant la vie à nos ressentis, semble échapper par nature à l'expérimentation, quel que soit l'horizon de ceux qui l'étudient. Bien qu'une majorité de scientifiques en éprouvent le fantasme, il n'est pas certain que le manque d'emprise sur cette énergie ultime résulte d'une insuffisance passagère de la science dont la vacuité dans ce domaine, espérée transitoire, pourrait être comblée par le temps et la perspicacité de ses opérateurs.

C'est sous l'anonymat que la conscience se fond parmi les flots de nos objets mentaux qu'elle agite pour construire la psyché, grâce à la fusion de sa propre acuité lucide, aiguisée par une logique formelle, avec l'organe sensori-moteur et affectif. Elle en déploie les compétences et, dans le même temps, anime les émotions figées dans la matière. La survenance d'une économie subjective dépassant le réel du corps, dépassement nécessaire pour guider l'ordonnancement des objets mentaux à partir de la signification consciente et des contraintes de la chaîne signifiante du sujet, paraît engendrée par cette fusion. Quant à lui, le langage ne peut se délester ni de ses origines neurobiologiques ni de ses effets structurant le sujet de l'inconscient et c'est en tant que trace corporelle d'une énergie psychique, dans sa dimension monadique, qu'il semble devoir être entendu. Cette énergie, aux allures informationnelles, imprègne chaque être vivant, mais l'émergence du verbe en dévoile explicitement l'existence chez le *parlêtre* outillé par les voies du langage. Soustraire ce dernier de la pensée, afin d'épurer la conscience de ses objets cognitifs, devrait permettre d'entrevoir la source de cette énergie : la fameuse *conscience pure* de Laplane.

Étonnamment, de rares déficits neurologiques privent le sujet de l'usage de la parole, et ce, sans entamer l'intégrité de la pensée (Laplane, 2018, pp.91-94). Ce que révèlent ces aphasies, c'est la possibilité d'une pensée sans langage, dans laquelle le signifiant a déserté le signe linguistique, sans mettre en péril la convocation du signifié. Le mot du bout de la langue, dont nous sommes tous parfois les témoins malheureux, nous prouve que l'aphasie, en tant que déficit neurologique, ne détient pas le monopole de cette désertion. Lorsque nous en sommes victimes, le signifié est bien là et ne souffre d'aucune altération de sa structure représentative et cognitive, mais l'image acoustique, égarée en distalité des berges linguales, semble l'avoir abandonné transitoirement pour nous démontrer la primauté de la pensée sur le langage. Oublier le prénom de la boulangère n'a jamais empêché personne de se remémorer le rôle et le sourire de la commerçante, distribuant de bon cœur ses baguettes et viennoiseries aux clients. Un oubli passager, amputant les signifiants relatifs à la panification, n'entraîne aucune altération des signifiés et des perceptions qui leur correspondent et ne compromet en rien le savoir que nous détenons sur la fabrication, le commerce et l'odeur du pain.

Quoi qu'il en soit, innocenter l'encéphale dans la fabrication des objets mentaux, que ceux-ci soient de nature cognitive, affective ou perceptive, serait une intention malheureuse. Cela équivaudrait à douter de la signature neuronale de l'esprit, alors même que l'intégrité neuroanatomique que celui-ci requiert, en tout cas pour émerger dans sa forme olympique, plaide en faveur de l'inverse. Les obsèques de l'homme neuronal ne nous paraissent pas d'actualité. Il ne serait cependant pas tout à fait loyal de nier l'existence de cette énergie primordiale qui, par le truchement du tissu neuronal, incarne le sujet et que chacun d'entre nous peut expérimenter à la première personne, à chaque instant de sa vie consciente. C'est à partir de cette incarnation que pourrait, peut-être, advenir le vécu phénoménal et l'accès au sens de nos vies biologiques.

Rejeter le monisme, au profit d'un dualisme raisonné, aurait pour dessein d'extraire, ontologiquement, la conscience du tissu neuronal et il s'agit sans doute d'un privilège bien mérité pour cette anonyme, tapie dans l'ombre de la matière. Soucieux d'alléger la dualité corps/esprit qui résulte de cette extraction métaphysique, laissons donc la psyché dans un entre-deux, car il est peu probable qu'elle mérite d'accéder au rang de substance. Elle semble n'être que le produit d'une fusion entre l'intentionnalité, supposément fondamentale, et le système nerveux central. L'hypothèse relative à cette production fusionnelle rend évanescente la relation duelle somato-psychique, car, dans sa manifestation, un tel esprit porte simultanément les couleurs du corps et de la conscience. Si un clivage persiste, ne pourrait-il pas se situer aux frontières générées par l'incarnation et qui, hypothétiquement, délimitent la connaissance neuronale individuelle d'avec le présumé savoir universel, un savoir assurément non langagier et que certains rescapés prétendent avoir expérimenté ?

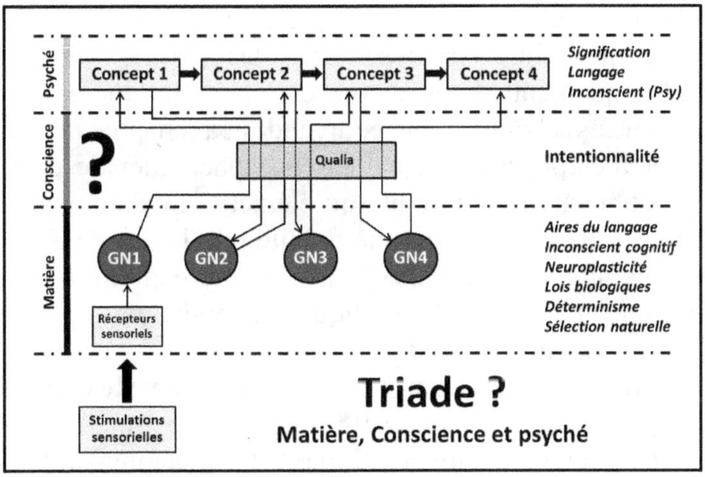

Schéma 26 - Triade Matière, Conscience et Psyché.

Ainsi, nos réflexions nous amènent à conceptualiser une métaphysique composée d'une triade associant la conscience, la psyché et la matière (*schéma 26*). La première pourrait représenter la source intentionnelle nécessaire à la construction d'un psychisme, non seulement unifié, mais aussi capable de dépasser le réel du corps. Dans notre raisonnement, qui, peut-être, sous-estime injustement les talents de la matière, un tel dépassement s'impose pour que puisse émerger une vie consciente orientée par le sens, c'est-à-dire une réalité psychique organisée selon des lois immatérielles et non aléatoires. Si nous reconnaissons évidemment le substrat matériel de l'esprit, nous suspectons son émergence sous l'influence des vertus phénoménales de la conscience dont la nature reste davantage énigmatique. Dans notre hypothèse, cette réalité, qui crée l'expérience qualitative et subjective, peut être envisagée comme une entité énergétique à part entière, primordiale et irréductible, douée de potentialités causales informationnelles dont dériverait l'émergence du langage, aboutissement le plus élaboré du *processus d'incarnation du sens*.

Notre questionnement ayant été initié par le mystère scientifique que représentent les EMI, rattacher ontologiquement la conscience à la matière, au sein d'un monisme psychophysique, équivaudrait à renier ce mystère. Penser métaphysiquement l'essence phénoménale de nos vies subjectives en tant qu'élément fondamental de l'univers, dans une forme de dualité ontologique vis-à-vis de la matière et du corps, est une conjecture qui nous séduit davantage, parce qu'elle implique le rejet de toute approche réductive. L'incapacité de la science à localiser une région cérébrale impliquée dans la formation de l'expérience consciente, tant au niveau cortical que sous-cortical, pourrait plaider en faveur d'une telle métaphysique qui, d'ailleurs, n'est pas contredite par la neurologie lésionnelle. Si la démence d'Alzheimer est générée par une destruction lente du cerveau, entraînant une altération progressive des fonctions cognitives et praxiques, la conscience persiste quel que soit le stade de la maladie, en dépit d'une dégradation quantitative et qualitative de son contenu. Ce que nous nommons conscience correspond précisément à ce résidu psychique qui subsiste sans altération, y compris lorsque la démence atteint une phase avancée. Du reste, il n'est pas aberrant de penser que cette activité résiduelle puisse se rapprocher des *états de conscience vide* décrits par Laplane.

Quoi qu'il en soit, nos réflexions nous auront persuadé des paradoxes du matérialisme et, bien sûr, des faiblesses d'une conception cartésienne réduisant les rapports corps/esprit à une simple dualité. À ce dualisme, nous préférons substituer le concept d'un ménage à trois, entretenu par la matière, la conscience et la psyché, cette dernière pouvant être considérée comme une création hybride entre le corps et cet énigmatique souffle de vie incarné dont certains nous garantissent la survie après la mort biologique.

Malgré tout, extraire la conscience de son substrat matériel, celui auquel le physicalisme la rattache ontologiquement, est une opération métaphysique qui vient buter sur la dimension transcendante qu'elle implique. Il y a là une frontière que la science n'est pas en droit de dépasser, raison pour laquelle, ce sera dans l'intimité de nos propres croyances, en catimini et loin de la scène scientifique, que nous franchirons cette limite, ceci sans la moindre hésitation, afin de batifoler intérieurement dans cet au-delà de la preuve ; en son cœur y résonne l'écho rassurant du dogme qui anime notre imaginaire et nous remplit d'espérance : "*la conscience est immatérielle et c'est en elle que réside, en toute discrétion, l'exquise divinité de nos existences*".

N'est-ce pas cette énergie primordiale que François Cheng nomme « âme », une entité « irréductible », absorbant « les dons du corps et de l'esprit » (Cheng, 2016, pp.35-36) ? C'est au sein de ce principe ternaire "corps-âme-esprit", inspiré des premiers siècles du christianisme, que le poète académicien intègre cette source de vie qui, selon lui, régirait le fonctionnement de notre être

(Cheng, 2016, p.39). « À côté de l'âme », nous dit-il en se référant à la mystique Simone Weil, « l'esprit, en tant qu'instrument de connaissance, est d'une importance capitale ; il est cependant au service de l'âme qui est le terreau natif et irréductible de chaque être » (Cheng, 2016, p.131).

Ce qu'il faut retenir du chapitre

« Au-delà du matérialisme »

?

CHAPITRE VI

- Pour conclure -

À moins qu'il ne les ignore, les EMI donnent indéniablement du fil à retordre à tout matérialiste convaincu, car, à ce jour, il n'est pas possible d'expliquer scientifiquement l'intégralité de leur phénoménologie et les mécanismes qui sous-tendent leur déclenchement. Si la science matérialiste conjecture sur l'implication de processus neurophysiologiques pour justifier de la survenue de ces expériences extraordinaires, aucun corrélat neuronal n'a pu être mis en évidence jusqu'à aujourd'hui. L'état de conscience accrue, possiblement contemporain d'une mort clinique, reste scientifiquement énigmatique. D'autre part, le contenu narratif des récits, relativement prototypique, est dépourvu d'éléments idiosyncrasiques et respecte une certaine cohérence métaphysique, plaidant en défaveur d'une signature onirique ou hallucinatoire classique. De surcroît, la trace mnésique inaltérable laissée par ces expériences se distingue des souvenirs imaginaires ou réels, ce que la science basée sur les preuves a d'ailleurs démontré. Enfin, la plupart des témoins font état de bouleversements subjectifs durables, apparaissant psycho-induits par des éléments mystiques récurrents, chargés d'un sens spirituel qui désigne *l'Amour* comme la principale finalité de la vie humaine…

Cette aspiration post-expérientielle ne semble pas exhorter le sujet à la pratique d'un auto-amour, tel celui qui, assidûment, se dissimule dans le regard de l'autre pour mettre en scène l'altruisme grinçant de nos sociétés post-modernes. En faisant de l'individualisme une vertu, ces dernières ont fait triompher l'amour du soi, allant jusqu'à hisser les smartphones sur de longues perches télescopiques, lesquelles planétarisent les reflets de ceux qui les brandissent. En réalité, cet amour contemporain, s'immisçant insidieusement dans l'intimité des rapports à l'autre, n'a qu'une seule et même cible : une image empreinte de solitude. Mais peut-on reprocher aux femmes et aux hommes neuronaux d'avoir développé cette addiction au moi idéal pour tenter d'oublier leur condition neurobiologique décrétée par la science ? Si la réalité du vivant se limite à un assemblage de cellules compétentes, dont découlerait l'intégralité de toute vie subjective, et que *rien* ne puisse transcender la synapse - pas même un soi-disant *humanisme* abandonné discursivement depuis longtemps - alors cette volonté d'accéder au statut *d'Être miroir* apparaît bien légitime. Sans lui permettre d'échapper au destin mortifère que la science lui promet, l'immortalisation de sa propre image garantit à l'individu l'unique au-delà qui lui soit permis d'espérer. Dans cette promotion du moi idéal, dont le *scientisme* détient sans doute une part de responsabilité, l'autre est devenu indispensable, non pour ses différences, mais afin d'abreuver le sujet contemporain, tristement assoiffé de mêmeté. Si la singularité s'invite dans le lien, à moins que cette différence ne convoque un instinct magnanime, le sentiment de persécution qu'elle peut parfois induire donne à l'altérité la forme d'une détestation, l'identification imaginaire n'y étant plus opportune.

L'amour prôné par celles et ceux qui ont approché la lumière se distingue, quant à lui, d'une quelconque adoration narcissique. Il est adressé comme une offrande, ne réclamant aucune contrepartie, jusqu'à devenir, semble-t-il, l'unique boussole du sujet dans son rapport à l'autre. De l'ouragan spirituel, vécu dans la lumière, advient la conviction inébranlable d'avoir expérimenté la nature véritable de l'être, un universalisme diluant l'altérité dans un grand tout au cœur duquel, l'amour, dans sa dimension inconditionnelle, règne en tant que finalité de l'existence. Ce message pacifiant, que les aventuriers hors du corps nous transmettent, peut-il être réduit au râle agonique d'une matière en voie de succomber ? Cette question reste *heureusement* sans réponse.

Au-delà du cas particulier des EMI, la théorie matérialiste, qui inscrit ontologiquement la conscience dans les entrailles de la matière, ne permet pas d'appréhender les modalités relationnelles entre deux réalités organisées par des lois différentes. La physique, la chimie et la biologie régissent l'activité de la matière vivante, tandis que l'esprit obéit à des lois d'un autre registre qui permettent l'émergence du sens conscient, dans une économie psychique contrainte par les lois de l'inconscient. De surcroît, la lecture matérialiste du *problème difficile* ne laisse guère d'autres choix à la science que de réduire nos pensées à des objets mentaux et d'abandonner le vécu phénoménal du sujet, en raison de son impuissance épistémique à son endroit. De cette soustraction se détermine la nature computationnelle de l'analogie formulée par la science matérialiste pour décrire le fonctionnement du cerveau. Ce faisant, l'abolition de l'autodétermination du sujet se retrouve entérinée sous la contrainte des forces déterministes d'une machine biologique perfectionnée et de celles de l'environnement physico-culturel. Cette abolition, énoncée implicitement par le matérialisme, est toutefois compromise par l'activité causale de la conscience phénoménale dans laquelle gît, paisiblement, aussi restreinte soit-elle et malgré les contraintes de l'inconscient freudien, la seule et véritable liberté du sujet.

Tout en préservant les attaches neuronales de la psyché, dissocier ontologiquement la conscience et le système nerveux permettrait d'éclairer des questions non résolues par la théorie matérialiste et qui concernent les rapports que l'esprit et le corps entretiennent mutuellement. Cependant, une telle ambition rend ténue la frontière délimitant la science d'avec la spiritualité et cette proximité expose les défenseurs d'une conscience universelle aux soupçons de prosélytisme et à la censure. Ce destin est pour eux sans doute inévitable, à moins qu'ils s'astreignent à maintenir la réflexion dans un champ strictement scientifique et/ou philosophique, loin de toute idéologie, religieuse ou sectaire, promettant un accès post-mortem aux champs Élyséens contemporains. Si l'au-delà existe, il est sans conteste un au-delà de la preuve scientifique et il n'est pas certain que la science, la médecine et la philosophie aient légitimité à promettre le paradis, l'enfer ou le néant.

Les courants scientifiques spiritualistes, quelles que soient leurs obédiences et malgré leur pertinence, ne nous semblent pas destinés à dépasser l'étape de l'hypothèse. Si la source de la conscience est immatérielle, il est fort probable qu'une telle nature lui procure une immunité vis-à-vis de son exploration scientifique et que, par conséquent, son essence reste inaccessible à la recherche expérimentale. Cette zone aveugle de la curiosité humaine, nous l'appelons d'ailleurs de nos vœux, car l'inverse serait préoccupant : si certains se réjouissent à l'idée d'une vie dans l'au-delà, on peut craindre qu'une preuve scientifique d'immortalité puisse plonger celles et ceux qui attendent patiemment la mort, totale et définitive, dans un état d'angoisse suffisamment massif pour déséquilibrer la vie psychique d'une partie de l'humanité. À moins que les découvertes quantiques nous contredisent, cette limite de la science, qui vient border l'accessibilité du réel, confère à l'éventualité d'une conscience non neuronale sa dimension axiomatique. Ceci condamne sa théorisation au statut d'hypothèse éternelle, c'est-à-dire à une croyance, entretenue légitimement par la recherche de sens à nos existences et par l'énigme des liens entre la matière et l'esprit.

Si certains ont le projet respectable, mais ambitieux, de démontrer l'essence divine du monde par la preuve scientifique (Bolloré & Bonnassies, 2021), d'autres, auxquels nous appartenons, se contentent des bienfaits de l'agnosticisme que l'inaccessibilité supposée du réel, dans son ultime dimension, fait naître en eux. Si un Dieu règne véritablement sur l'univers, il ne pourrait survivre à *l'evidence based divine*, car la preuve scientifique de son existence annihilerait immédiatement la valeur sacrée de son territoire. N'imposons pas à la science, intrinsèquement athée, d'accepter des conjectures métaphysiques destinées à demeurer au-delà de la preuve. Cependant, insistons auprès de ses représentants pour qu'ils puissent aménager, au sein du discours scientifique, la possibilité d'un doute à l'endroit de leurs postulats, et ce, afin que les dogmes matérialistes ne remplacent pas ceux des religions. Décréter doctement une soi-disant vérité d'ordre ontologique, que celle-ci nous réduise au néant éternel ou nous érige en être de lumière à l'occasion du trépas, relève, nous semble-t-il, d'un certain orgueil idéologique, la science ayant tout au plus légitimité à spéculer humblement sur la nature ultime de la vie. Reconnaître et accepter l'irréductibilité d'une brèche dans le savoir, aussi infime soit-elle, celle que notre condition humaine nous impose, permettrait de préserver le débat métaphysique d'une dérive *scientiste* ou *sectaire*. La première, incontestablement matérialiste, méprise les croyances et fait de la connaissance scientifique l'argument souverain de toute philosophie. Grâce au concours d'une *présomption ontologique* de la preuve naturaliste, son discours est animé par une volonté partisane qui lutte pour que le monde se résigne à embrasser la science comme l'unique vérité de l'existence. La seconde, radicalement anti-matérialiste et ô combien populaire de nos jours, exploite le manque à savoir irréductible dans lequel s'engouffrent ses prêches, pour donner à la croyance les contours et la force d'une certitude, c'est-à-dire le statut d'une imposture parmi les preuves. L'aménagement discursif d'un entre-deux apparaît essentiel pour garantir la vitalité de l'humanité et la saine intégrité du rapport à l'autre, afin que ce dernier ne soit pas piégé par l'adoration du gourou ou la mélancolie d'un moi idéal persécuté par l'altérité.

Il semblerait pourtant que l'intelligentsia ait décrété le matérialisme comme un acquis s'imposant en tant que vérité ontologique, vérité qu'il ne serait plus question d'interroger, ni philosophiquement ni scientifiquement. La moindre lueur dualiste dérange, au point d'en devenir ridicule, voire pseudo-scientifique (Dehaene, 2014, p.72). On peut supposer que cette idolâtrie de la matière puise ses forces dans la rémanence des défenses inconscientes développées à l'encontre des dogmes, ceux imposés durant des siècles par le christianisme. Dans notre société occidentale postmoderne, parallèlement au rejet des évangiles, les neurosciences se sont progressivement radicalisées pour que puisse advenir l'être suprême, incontestablement neurobiologique. L'inconscient cognitif, adoubé par les cognitivistes pour ses performances rutilantes, a aisément volé la vedette à son homologue freudien, lequel, hélas, est devenu quasiment inaudible dans le brouhaha du débat synaptique. Désormais, l'homme machine, secrètement phantasmé par Descartes et théorisé par La Mettrie, est devenu réalité… une réalité idéologique au sein de laquelle l'instance supérieure, chassée des cieux, a trouvé refuge dans notre cerveau et la science qui l'étudie. Il est évident que cette dévotion pour la matière n'appelle en aucun cas au fanatisme violent et c'est heureux dans un monde tenu en joue par l'extrémisme religieux. Toutefois, les dogmes d'ici-bas et le culte que les fidèles vouent à la divinité neuronale n'ont pas vocation à apaiser les peuples, parce que vénérer la matière ne peut faire barrage à l'angoisse de l'existence dont émerge la haine, celle-là même qui s'est invitée à la fête du XXIe siècle.

- Épilogue -

Les militants d'une vie dans l'au-delà peuvent assurément dormir sur leurs deux oreilles, car, si le modèle théorique de la conscience qu'ils défendent est exact, ils pourront, un jour, en secret, triompher de leur clairvoyance, loin du regard des femmes et des hommes neuronaux. Si toutefois leurs prédictions se révélaient être fausses, alors, ce même jour, ils sombreront dans le néant post-mortem, conformément aux joyeuses promesses du matérialisme. Ainsi, aucun spiritualiste n'aura à endurer l'amertume d'une défaite, pas plus que l'annihilation de ses espoirs d'existence au cœur d'un au-delà régi par les forces paradisiaques et éternelles de l'amour absolu.

Pour les matérialistes, la chose risque d'être un peu plus embêtante : si la matière est l'unique réalité du vivant, lorsque la dernière étincelle de vie désertera la leur, ils n'auront pas le privilège de célébrer cette victoire scientifique dans le huis clos de leur couchage en sapin, ni même de jouir d'une gloire posthume à la hauteur de celle méritée par la validation scientifique, *in mortem*, de leur théorie. Le royaume du néant est si peu reconnaissant. En cas de défaite, l'affaire pourrait être encore plus délicate pour nos amis matérialistes… mais laissons donc au lecteur le privilège de l'imaginer !

RÉFÉRENCES

- Alexander, E. (2013). *La preuve du paradis, voyage d'un neurochirurgien dans l'après-vie* (J. Morisson, Trans.). Paris : Guy Trédaniel. (Original work published 2012).

- Allix, S. (2023). *La mort n'existe pas.* Paris : Harper Collins France.

- Appourchaux, K. (2013). Neurosciences et techniques de redirection de l'attention : redéfinir le libre arbitre en termes d'apprentissage de la maîtrise de nos capacités attentionnelles. *PSN,11*, 43-54. https://doi.org/10.3917/psn.114.0043.

- Appourchaux, K. (2014). Chapitre 3. *Les expériences de Benjamin Libet et leurs critiques. In Un nouveau libre arbitre.* CNRS Editions. Doi : 10.4000/books.editionscnrs.50897.

- Bartolomei, F., Lagarde, S., Scavarda, D., Carron, R., Bénar, C. G., & Picard, F. (2019). The role of the dorsal anterior insula in ecstatic sensation revealed by direct electrical brain stimulation. *Brain stimulation*, *12*(5), 1121-1126. Doi : https://doi.org/10.1016/j.brs.2019.06.005.

- Beauregard M. (2007). Mind does really matter : evidence from neuroimaging studies of emotional self-regulation, psychotherapy, and placebo effect. *Progress in neurobiology*, *81*(4), 218–236. Doi : https://doi.org/10.1016/j.pneurobio.2007.01.005.

- Beauregard, M. (2019). *Un saut quantique de la conscience*. Paris : Guy Trédaniel.

- Beauregard, M., Courtemanche, J., & Paquette, V. (2009). Brain activity in near-death experiencers during a meditative state. *Resuscitation, 80*(9), 1006–1010. Doi : https://doi.org/10.1016/j.resuscitation.2009.05.006.

- Beauregard, M., Dosset, L., Miller, L.J., Moreira-Almeida, A., Schlitz, M., Schwartz, G., Sheldrake, R., & Tart, C. (2014a). *Manifesto for a post-materialist science.* Retrieved from Open expand the possible sciences : https://opensciences.org/about/manifesto-for-a-post-materialist-science, consulté le 17/11/2024.

- Beauregard, M., Schwartz, G. E., Miller, L., Dossey, L., Moreira-Almeida, A., Schlitz, M., Sheldrake, R., & Tart, C. (2014b). Manifesto for a post-materialist science. *Explore (New York, N.Y.), 10*(5), 272–274. Doi : https://doi.org/10.1016/j.explore.2014.06.008.

- Belanti, J., Perera, M., & Jagadheesan, K. (2008). Phenomenology of near-death experiences : a cross-cultural perspective. *Transcultural psychiatry, 45*(1), 121–133. Doi : https://doi.org/10.1177/1363461507088001.

- Benedetti, F., Amanzio, M., Casadio, C., Oliaro, A., & Maggi, G. (1997). Blockade of nocebo hyperalgesia by the cholecystokinin antagonist proglumide. *Pain, 71*(2), 135-140. Doi : https://doi.org/10.1016/s0304-3959(97)03346-0.

- Benedetti, F., Lanotte, M., Lopiano, L., & Colloca, L. (2007). When words are painful : unraveling the mechanisms of the nocebo effect. *Neuroscience, 147*(2), 260-271. Doi : https://doi.org/10.1016/j.neuroscience.2007.02.020.

- Blackmore, S.J. (1996). Near-death experiences. *Journal of the Royal Society of Medicine, 89*(2), 73–76. Doi : https://doi.org/10.1177/014107689608900204.

- Blackmore, S.J., & Troscianko, T. (1989). The physiology of the Tunnel. *J Near Death Stud, 8*(1), 15-28.

- Blanke O. (2004). Out of body experiences and their neural basis. *BMJ (Clinical research ed.), 329*(7480), 1414-1415. Doi : https://doi.org/10.1136/bmj.329.7480.1414.

- Blanke, O., Landis, T., Spinelli, L., & Seeck, M. (2004). Out-of-body experience and autoscopy of neurological origin. *Brain : a journal of neurology, 127*(Pt 2), 243-258. Doi : https://doi.org/10.1093/brain/awh040.

- Blanke, O., Ortigue, S., Landis, T., & Seeck, M. (2002). Stimulating illusory own-body perceptions. *Nature, 419*(6904), 269-270. Doi : https://doi.org/10.1038/419269a.

- Bolloré, M., Bonnassies, O. (2021). *Dieu - La science - Les preuves.* Paris : Guy Trédaniel.

- Borjigin, J., Lee, U., Liu, T., Pal, D., Huff, S., Klarr, D., Sloboda, J., Hernandez, J., Wang, M. M., & Mashour, G. A. (2013). Surge of neurophysiological coherence and connectivity in the dying brain. *Proceedings of the National Academy of Sciences of the United States of America, 110*(35), 14432-14437. Doi : https://doi.org/10.1073/pnas.1308285110.

- Bush, N. E., & Greyson, B. (2014). Distressing near-death experiences : the basics. *Missouri medicine, 111*(6), 486–490.

- Cassol, H., Martial, C., Annen, J., Martens, G., Charland-Verville, V., Majerus, S., & Laureys, S. (2019). A systematic analysis of distressing near-death experience accounts. *Memory (Hove, England), 27*(8), 1122–1129. Doi : https://doi.org/10.1080/09658211.2019.1626438.

- Cassol, H., Pétré, B., Degrange, S., Martial, C., Charland-Verville, V., Lallier, F., Bragard, I., Guillaume, M., & Laureys, S. (2018). Qualitative thematic analysis of the phenomenology of near-death experiences. *PloS one, 13*(2), e0193001. Doi : https://doi.org/10.1371/journal.pone.0193001.

- Chalmers, D. (1995). Facing Up to the Problem of Consciousness. *Journal of Consciousness Studies, 2*(3), 200-19. Retrieved from https://consc.net/papers/facing.pdf, consulté le 17/11/2024.

- Chamak, B. (2004). Sciences cognitives et modèle de la pensée. *Sens Public*. Retrieved from http://sens-public.org/articles/30/, consulté le 17/11/2024.

- Changeux, J.P. (1983). *L'homme neuronal.* Paris : Fayard.

- Charbonier, J.J. (2012). *Les 7 bonnes raisons de croire à l'Au-Delà : Le livre à offrir aux sceptiques et aux détracteurs.* Paris : Guy Trédaniel.

- Charbonier, J.J. (2017). *La conscience intuitive extraneuronale.* Paris : Guy Trédaniel.

- Charland-Verville, V., Jourdan, J. P., Thonnard, M., Ledoux, D., Donneau, A. F., Quertemont, E., & Laureys, S. (2014). Near-death experiences in non-life-threatening events and coma of different etiologies. *Frontiers in human neuroscience, 8*, 203. Doi : https://doi.org/10.3389/fnhum.2014.00203.

- Chemama, R., & Vandermersch, B. (Eds.). (2007). *Dictionnaire de la psychanalyse*. Paris : Larousse.

- Cheng, F. (2016). *De l'âme, sept lettres à une amie.* Paris : Albin Michel.

- Churchland, P.M. (1999). *Matière et conscience* (G. Chazal, Trans.). Seyssel : Champ Vallon. (Original work published 1984).

- Conférence de Monsieur Stanislas Dehaene : *Qu'est-ce que la conscience et les machines pourraient-elles l'acquérir* [vidéo] ? (2017). Paris : S3odéon. Retrieved from https://www.youtube.com/watch?v=JntOe EV7Tgk, consulté le 17/11/2024.

- Damasio, A. (2021). *Sentir et savoir, une nouvelle théorie de la conscience* (J.C. Nau, Trans.). Paris : Odile Jacob. (Original work published 2021).

- Dehaene, S. (2014). *Le Code de la conscience*. Paris : Odile Jacob.

- Dehaene, S., & Naccache, L. (2001). Towards a cognitive neuroscience of consciousness : basic evidence and a workspace framework. *Cognition, 79*(1-2), 1–37. Doi : https://doi.org/10.1016/s0010-0277(00)00123-2.

- De Montmorand, B. (1906). Hystérie et mysticisme, le cas Sainte Thérèse. *Revue Philosophique de La France et de l'Étranger, 61,* 301–308.

- De Ridder, D., Van Laere, K., Dupont, P., Menovsky, T., & Van de Heyning, P. (2007). Visualizing out-of-body experience in the brain. *The New England journal of medicine, 357(*18), 1829-1833. Doi : https://doi.org/10.105 6/NEJMoa070010.

- De Saussure, F. (1995). *Cours de linguistique générale* (F. Sechehaye, Trans.). Paris : Payot. (Original work published 1916).

- Dethiollaz, S., & Fourrier, C.C. (2020). *Voyage aux confins de la conscience, dix années d'exploration scientifique des sorties hors du corps, le cas Nicolas Fraisse.* Paris : Guy Trédaniel.

- De Villaine, H. (2019). *La querelle de l'épiphénoménisme, une présentation du débat entre Thomas Henry Huxley et William James, introduction et traduction Hortense de Villaine.* Paris : Presses universitaires de Paris Nanterre.

- De Vries, J. W., Bakker, P. F., Visser, G. H., Diephuis, J. C., & Van Huffelen, A. C. (1998). Changes in cerebral oxygen uptake and cerebral electrical activity during defibrillation threshold testing. *Anesthesia and analgesia, 87*(1), 16–20. Doi : https://doi.org/10.1097/00000539-199807000-00005.

- Dewalque, A. & Gauvry, C. (2016). *Conscience et représentation, introduction aux théories représentationnelles de l'esprit, sous la direction de Arnaud Dewalque et Charlotte Gauvry.* Paris : Librairie Philosophique J. Vrin.

- Dolbeault, J. (2012). Le dualisme de Bergson à la lumière de la physique. *Revue philosophique de la France et de l'étranger, 137*, 191-207. Doi : https://doi.org/10.391 7/rphi.122.0191.

- Dolbeault, J. (2013). Concevoir l'esprit comme une force : l'hypothèse métaphysique de Karl Popper. *Revue philosophique de la France et de l'étranger, 138*, 505-526. Doi : https://doi.org/10.3917/rphi.134.0505.

- Dreier, J. P., Major, S., Foreman, B., Winkler, M. K. L., Kang, E. J., Milakara, D., Lemale, C. L., DiNapoli, V., Hinzman, J. M., Woitzik, J., Andaluz, N., Carlson, A., & Hartings, J. A. (2018). Terminal spreading depolarization and electrical silence in death of human cerebral cortex. *Annals of neurology, 83*(2), 295-310. Doi : https://doi.org/ 10.1002/ana.25147.

- Dupont, J.C. (2008). Éric Kandel : de la mémoire à l'idéal de la psychiatrie biologique. *Les Cahiers du Centre Georges Canguilhem, 2*, 115-130. Doi : https://doi.org/10. 3917/ccgc.002.0115.

- Eccles, J.C. (1997). *Comment la conscience contrôle notre cerveau* (B. Laroche, Trans.). Paris : Fayard. (Original work published 1994).

- Edelman, G.M. (1992). *Biologie de la conscience* (A. Gerschenfeld, Trans.). Paris : Odile Jacob. (Original work published 1992).

- I., Fleming, S. M., Frith, C., Goodale, M., Lau, H., LeDoux, J. E., … Slagter, H. A. (2023, September 16). The Integrated Information Theory of Consciousness as Pseudoscience. Retrieved from https://doi.org/10.31234/osf.io/zsr78, consulté le 17/11/2024.

- Freud, S., & Breuer, J. (1971). *Études sur l'hystérie* (A. Berman, Trans.). Paris : Presses Universitaires de France. (Original work published 1895).

- Gall, F.J., & Spurzheim, G. (1810). *Anatomie et physiologie du système nerveux en général, et du cerveau en particulier, avec des observations sur la possibilité de reconnaître plusieurs dispositions intellectuelles et morales de l'homme et des animaux par la configuration de leurs têtes* (Source gallica.bnf.fr / Bibliothèque nationale de France). Paris : F. Schoell. Retrieved from https://gallica.bnf.fr/ark:/12148/bpt6k767165/f8.item, consulté le 17/11/2024.

- Gaubert, C. (2023). Controverse : une des principales théories de la conscience qualifiée de pseudoscience par 124 scientifiques. *Sciences et Avenir.* Retrieved from https://www.sciencesetavenir.fr/sante/cerveau-et-psy/controverse-une-des-principales-theories-de-la-conscience-qualifiee-de-pseudoscience-par-124-scientifiques_174351, consulté le 17/11/2024.

- Gazzaniga, M.S. (2022). *L'instinct de conscience. Comment le cerveau fabrique l'esprit* (F. Sarter, Trans.). Paris : Odile Jacob. (Original work published 2018).

- Gozlan, M. (2022). Les extases de Sainte Thérèse d'Avila étaient-elles des crises épileptiques ? *Le blog de Marc Gozlan, le monde.fr.* Retrieved from https://www.lemonde.fr/blog/realitesbiomedicales/2022/05/22/sainte-therese-davila-de-lepilepsie-a-lextase/, consulté le 17/11/2024.

- Gracely, R. H., Dubner, R., Deeter, W. R., & Wolskee, P. J. (1985). Clinicians' expectations influence placebo analgesia. *Lancet (London, England), 1*(8419), 43. Doi : https://doi.org/10.1016/s0140-6736(85)90984-5.

- Greyson B. (1983). The near-death experience scale. Construction, reliability, and validity. *The Journal of nervous and mental disease, 171*(6), 369–375. Doi : https://doi.org/10.1097/00005053-198306000-00007.

- Greyson B. (2003). Incidence and correlates of near-death experiences in a cardiac care unit. *General hospital psychiatry, 25*(4), 269-276. Doi : https://doi.org/10.1016/s0163-8343(03)00042-2.

- Greyson B. (2007). Consistency of near-death experience accounts over two decades : are reports embellished over time ? *Resuscitation, 73*(3), 407–411. Doi : https://doi.org/10.1016/j.resuscitation.2006.10.013.

- Greyson, B. (2010). Seeing Dead People Not Known to Have Died : « Peak in Darien » Experiences. *Anthropology and Humanism, 35*(2), 159-171.

- Greyson, B., & Bush, N. E. (1992). Distressing near-death experiences. *Psychiatry, 55*(1), 95–110. Doi : https://doi.org/10.1080/00332747.1992.11024583.

- Greyson, B., Fountain, N. B., Derr, L. L., & Broshek, D. K. (2014). Out-of-body experiences associated with seizures. *Frontiers in human neuroscience, 8*, 65. Doi : https://doi.org/10.3389/fnhum.2014.00065.

- Greyson, B., & Stevenson, I. (1980). The phenomenology of near-death experiences. *The American journal of psychiatry, 137*(10), 1193–1196. Doi : https://doi.org/10.1176/ajp.137.10.1193.

- Herlitz, J., Hjalmarson, A., & Waagstein, F. (1989). Treatment of pain in acute myocardial infarction. *British heart journal, 61*(1), 9-13. Doi : https://doi.org/10.1136/hrt.61.1.9.

- Hoepner, R., Labudda, K., May, T. W., Schoendienst, M., Woermann, F. G., Bien, C. G., & Brandt, C. (2013). Ictal autoscopic phenomena and near death experiences : a study of five patients with ictal autoscopies. *Journal of neurology, 260*(3), 742-749. Doi : https://doi.org/10.1007/s00415-012-6689-x.

- Huberfeld, G., Pallud, J., Drouin, E., & Hautecoeur, P. (2022). On St Teresa of Avila's mysticism : epilepsy and/or ecstasy ? *Brain : a journal of neurology, 145*(8), 2621-2623. Doi : https://doi.org/10.1093/brain/awac183.

- Husserl, E. (1966). *Méditations cartésiennes. Introduction à la phénoménologie*. Paris : Librairie philosophique J. Vrin. Retrieved from https://www.renaudiephilosophy.com/wp-content/uploads/2017/12/Me%CC%81ditations-carte%CC%81siennes.pdf, consulté le 17/11/2024.

- Interview de Dominique Laplane : *La conscience est-elle une composante de l'univers ?* [vidéo]. (2010a). Paris : Université interdisciplinaire de Paris. Retrieved from https://www.youtube.com/watch?v=qWSGoPOTQM0, consulté le 17/11/2024.

- Interview de Dominique Laplane : *La conscience pure et la méditation* [vidéo]. (2010b). Paris : Université interdisciplinaire de Paris. Retrieved from https://www.yo

utube.com/watch?v=9E6WGPWfke4&t=5s, consulté le 17/11/2024.

- Jackson, F. (1986). What Mary Didn't Know. *The Journal of Philosophy, 83*(5), 291-295. Doi : https://doi.org/10.2307/2026143.

- Jaegwon, K. (2000). L'émergence, les modèles de réduction et le mental. *Philosophiques, 27*(1), 11-26. https://doi.org/10.7202/004937ar. Retrieved from https://id.erudit.org/iderudit/004937ar, consulté le 17/11/2024.

- Jamil, A., Gutlapalli, S. D., Ali, M., Oble, M. J. P., Sonia, S. N., George, S., Shahi, S. R., Ali, Z., Abaza, A., & Mohammed, L. (2023). Meditation and Its Mental and Physical Health Bȩnefits in 2023. *Cureus, 15*(6), e40650. Doi : https://doi.org/10.7759/cureus.40650.

- Jansen K. (1989). Near death experience and the NMDA receptor. *BMJ (Clinical research ed.), 298*(6689), 1708. Doi : https://doi.org/10.1136/bmj.298.6689.1708-b.

- Jourdan, J.P. (2012). *Deadline, Expériences de mort imminente, 20 ans de recherche sur une énigme scientifique*. Paris : Les 3 orangers.

- Jourdan, J.P. (2021). *Le grand secret. Expérience de mort imminente : sur la piste de notre conscience ultime*. Neuilly-sur-Seine : Michel Lafon.

- Judson, I. R., & Wiltshaw, E. (1983). A near-death experience. *Lancet (London, England), 2*(8349), 561–562. Doi : https://doi.org/10.1016/s0140-6736(83)90582-2.

- Kanban, K. (2012). David Chalmers : L'esprit conscient. *Actu-philosophia*. Retrieved from https://www.actu-philosophia.com/david-chalmers-l-esprit-conscient/, consulté le 17/11/2024.

- Kelly E. W. (2001). Near-death experiences with reports of meeting deceased people. *Death studies, 25*(3), 229–249. Doi : https://doi.org/10.1080/07481180125967.

- Khoshab, H., Seyedbagheri, S., Iranmanesh, S., Shahrbabaki, P. M., Dehghan, M., Tirgari, B., & Hosseini, S. H. (2020). Near-Death Experience among Iranian Muslim Cardiopulmonary Resuscitation Survivors. *Iranian journal of nursing and midwifery research, 25*(5), 414–418. Doi : https://doi.org/10.4103/ijnmr.IJNMR_190_19.

- Klemenc-Ketis, Z., Kersnik, J., & Grmec, S. (2010). The effect of carbon dioxide on near-death experiences in out-of-hospital cardiac arrest survivors: a prospective observational study. *Critical care (London, England), 14*(2), R56. Doi : https://doi.org/10.1186/cc8952.

- Kondziella D. (2020). The Neurology of Death and the Dying Brain : A Pictorial Essay. *Frontiers in neurology, 11*, 736. Doi : https://doi.org/10.3389/fneur.2020.00736.

- Kondziella, D., Dreier, J. P., & Olsen, M. H. (2019). Prevalence of near-death experiences in people with and without REM sleep intrusion. *PeerJ, 7*, e7585. Doi : https://doi.org/10.7717/peerj.7585.

- Kral, T. R. A., Schuyler, B. S., Mumford, J. A., Rosenkranz, M. A., Lutz, A., & Davidson, R. J. (2018). Impact of short- and long-term mindfulness meditation training on amygdala reactivity to emotional stimuli. *NeuroImage, 181*, 301-313. Doi : https://doi.org/10.1016/j.neuroimage.2018.07.013.

- Lacan, J. (1966b). *Écrits, Le champ freudien*. Paris : Éditions du seuil.

- Lacan, J. (2005). *Paradoxes de Lacan. Mon enseignement. Comment faire pour enseigner ce qui ne s'enseigne pas ?* Paris : Seuil.

- Laplace, P.S. (1825). *Essai philosophique sur les probabilités* (Sources gallica.bnf.fr / Bibliothèque nationale de France). Paris : Bachelier. Retrieved from https://gallic a.bnf.fr/ark:/12148/bpt6k96200351/f8.item, consulté le 17/11/2024.

- Laplane, D. (1987). *La mouche dans le bocal. Essai sur la liberté de l'homme neuronal*. Paris : Plon.

- Laplane, D. (2018). *Qu'est-ce que la conscience, ce que la science peut en dire* (collection « sciences et spiritualités » dirigée par Jean Staune). Paris : Dervy.

- Laplane, D., & Dubois, B. (2001). Auto-Activation deficit : a basal ganglia related syndrome. *Movement disorders : official journal of the Movement Disorder Society, 16*(5), 810-814. Doi : https://doi.org/10.1002/mds. 1185.

- Laplane, D., Widlocher, D., Pillon, B., Baulac, M., & Binoux, F. (1981). Comportement compulsif d'allure obsessionnelle par nécrose circonscrite bilatérale pallido-striatale. Encéphalopathie par piqûre de guêpe [Obsessional-type compulsive behavior caused by bilateral circumscribed pallidostriatal necrosis. Encephalopathy caused by a wasp sting]. *Revue neurologique, 137*(4), 269-276.

- Le Ny, J.F (2005). *Comment l'esprit produit du sens.* Paris : Odile Jacob.

- Libet, B., Gleason, C. A., Wright, E. W., & Pearl, D. K. (1983). Time of conscious intention to act in relation to onset of cerebral activity (readiness-potential). The unconscious initiation of a freely voluntary act. *Brain : a journal of neurology, 106* (Pt 3), 623–642. Doi : https://doi.org/10.1093/brain/106.3.623.

- Lindley, J.H., Bryan, S., & Conley, B. (1981). Near-death experiences in a pacific northwest American population : The evergreen study. *Journal of Near-Death Studies, 1*, 104-124. University of North Texas Libraries, UNT Digital Library. Retrieved from https://digital.library .unt.edu/ark:/67531/metadc799156/, consulté le 17/11/2024.

- Long J. (2014). Near-death experience. Evidence for their reality. *Missouri medicine, 111*(5), 372–380.

- Maranci, J.B., Arnulf, I. (2018). Hallucinations hypnagogiques et paralysies du sommeil. *La Lettre du Psychiatre, 14*(3), 48-56.

- Marceau, J.P. (2020). *Naturalisme dualiste ou transcendantal : Chalmers a-t-il réfuté McGinn ?* (Master's thesis). Université Laval, Québec. Retrieved from https://corpus.ulaval.ca/server/api/core/bitstreams/eaf0736 5-d0b0-47f2-8620-d6bb1ea2f860/content, consulté le 17/11/2024.

- Martial, C., Cassol, H., Antonopoulos, G., Charlier, T., Heros, J., Donneau, A. F., Charland-Verville, V., & Laureys, S. (2017). Temporality of Features in Near-Death Experience Narratives. *Frontiers in human neuroscience, 11*, 311. Doi : https://doi.org/10.3389/fnhum.2017.00311.

- Martial, C., Cassol, H., Laureys, S., & Gosseries, O. (2020). Near-Death Experience as a Probe to Explore (Disconnected) Consciousness. *Trends in cognitive sciences, 24*(3), 173-183. Doi : https://doi.org/10.1016/j.tic s.2019.12.010.

- McGinn, C. (1989). Can We Solve the Mind-Body Problem ? *Mind, 98*(391), 349-366.

- Moody, R. (1977). *La vie après la vie* (P. Misraki, Trans.). Paris : Robert Laffont. (Original work published 1975).

- Moorjani, A. (2022). *Diagnostic incurable mais revenue guérie à la suite d'une NDE* (C. Lefranc, S. Chaut, Trans.). Paris : Guy Trédaniel. (Original work published 2012).

- Morzelle, J. (2013). *La lumière vient toujours d'en haut.* Asnières : Le temps présent.

- Nagel, T. (1974). What is it like to be a bat ? *The Philosophical Review, 83*(4), 435-450. Doi : https://doi.org /10.2307/2183914. Retrieved from https://www.sas.upenn. edu/~cavitch/pdf-library/Nagel_Bat.pdf, consulté le 17/11/2024.

- Nagel, T. (2018). *L'esprit et le cosmos, pourquoi la conception matérialiste néo-darwinienne de la nature est très probablement fausse* (D. Berlioz, F. Loth, Trans.). Paris : Librairie Philosophique J. Vrin. (Original work published 2012).

- Nikolova, V. L., Smith, M. R. B., Hall, L. J., Cleare, A. J., Stone, J. M., & Young, A. H. (2021). Perturbations in Gut Microbiota Composition in Psychiatric Disorders : A Review and Meta-analysis. *JAMA psychiatry, 78*(12), 1343-1354. Doi : https://doi.org/10.1001/jamapsychiatry.2 021.2573.

- Oizumi, M., Albantakis, L., & Tononi, G. (2014). From the phenomenology to the mechanisms of consciousness : Integrated Information Theory 3.0. *PLoS computational biology, 10*(5), e1003588. Doi : https://doi.org/10.1371/jou rnal.pcbi.1003588.

- Pardo, MA., Fristrup, F., Lolchuragi, DS., Poole, JH., Granli, P., Moss, C., Douglas-Hamilton, I., & Wittemyer,

G. (2024). African elephants address one another with individually specific name-like calls. *Nat Ecol Evol.* Doi : https://doi.org/10.1038/s41559-024-02420-w.

- Parnia, S., Keshavarz Shirazi, T., Patel, J., Tran, L., Sinha, N., O'Neill, C., Roellke, E., Mengotto, A., Findlay, S., McBrine, M., Spiegel, R., Tarpey, T., Huppert, E., Jaffe, I., Gonzales, A. M., Xu, J., Koopman, E., Perkins, G. D., Vuylsteke, A., Bloom, B. M., … Deakin, C. D. (2023). AWAreness during REsuscitation – II : A multi-center study of consciousness and awareness in cardiac arrest. *Resuscitation, 191*, 109903. Doi : https://doi.org/10.1016/j.resuscitation.2023.109903.

- Parnia, S., Spearpoint, K., de Vos, G., Fenwick, P., Goldberg, D., Yang, J., Zhu, J., Baker, K., Killingback, H., McLean, P., Wood, M., Zafari, A.M., Dickert, N., Beisteiner, R., Sterz, F., Berger, M., Warlow, C., Bullock, S., Lovett, S., McPara, R.M., Marti-Navarette, S., Cushing, P., Wills, P., Harris, K., Sutton, J., Walmsley, A., Deakin, C.D., Little, P., Farber, M., Greyson, B., & Schoenfeld, E.R. (2014). AWARE - AWAreness during Resuscitation - a prospective study. *Resuscitation, 85*(12), 1799-1805. Doi : https://doi.org/10.1016/j.resuscitation.2014.09.004.

- Peinkhofer, C., Dreier, J. P., & Kondziella, D. (2019). Semiology and Mechanisms of Near-Death Experiences. *Current neurology and neuroscience reports, 19*(9), 62. Doi : https://doi.org/10.1007/s11910-019-0983-2.

- Pilley, J.W. (2013). Border collie comprehends sentences containing a prepositional object, verb, and direct object. *Learning and Motivation, 44*(4), 229-240. Doi : https://doi.org/10.1016/j.lmot.2013.02.003.

- Place, U.T. (1956). Is Consciousness a Brain Process ? *British Journal of Psychology, 47*(1), 44–50. Retrieved from https://web.stanford.edu/~paulsko/papers/PlaceCBP.pdf, 19/08/2023, consulté le 17/11/2024.

- Popper, K. (2018). *Le soi et son cerveau. Plaidoyer pour l'interactionnisme* (D. Pimbé, S. Leclercq, Trans.). Paris : Rue d'Ulm/Presses de l'école normale supérieure. (Original work published 1977).

- Quéré, L. (2001). Naturaliser le sens : une erreur de catégorie ? *Revue du MAUSS, 1*(17),275-292.

- Rabeyron, T. (2023). *Codex anomalia, de l'énigme du psi à la relation psyché-matière*. Malakoff : Interéditions.

- Ramus, F., Hauser, M.D., Miller, C., Morris, D., & Mehler, J. (2000). Language discrimination by human newborns and by cotton-top tamarin monkeys. *Science, 14* ; 288(5464) : 349-51. Doi : 10.1126/science.288.5464.349. PMID : 10764650.

- Rosenthal, D.M. (2002). Explaining consciousness. In D. Chalmers (Ed), *Philosophy of Mind Classical and Contemporary readings* (pp.406-421). New York : Oxford University Press.

- Rossettini, G., Camerone, E. M., Carlino, E., Benedetti, F., & Testa, M. (2020). Context matters : the psychoneurobiological determinants of placebo, nocebo and context-related effects in physiotherapy. *Archives of physiotherapy, 10*, 11. Doi : https://doi.org/10.1186/s40945-020-00082-y.

- Sabom, M. (1998). *Light and Death : One Doctor's Fascinating Account of Near-Death Experiences.* Grand Rapids, MI : Zondervan.

- Schwaninger, J., Eisenberg, P.R., Schechtman, K.B., & Weiss, A.N. (2002). A prospective analysis of neardeath experiences in cardiac arrest patients. *J. Near-Death Stud, 20*, 215–232.

- Sergent, C., Cleermans, A., Andrillon, T., & Lamme, V. (2021). Quatre théories pour explorer la conscience. *La Recherche, 565*, 24-29.

- Shaper, A. G., Wannamethee, G., Macfarlane, P. W., & Walker, M. (1993). Heart rate, ischaemic heart disease, and sudden cardiac death in middle-aged British men. *British heart journal, 70*(1), 49-55. https://doi.org/10.1136/hrt.70.1.49.

- Shoemaker, S. (1982). The Inverted Spectrum. *The Journal of Philosophy, 79*(7), 357-381. doi : https://doi.org/10.2307/2026213.

- Siopi, E., Galerne, M., Rivagorda, M., Saha, S., Moigneu, C., Moriceau, S., Bigot, M., Oury, F., & Lledo, P. M. (2023). Gut microbiota changes require vagus nerve integrity to promote depressive-like behaviors in mice. *Molecular psychiatry*, *28*(7), 3002-3012. Doi : https://doi.org/10.1038/s41380-023-02071-6.

- Soon, C. S., Brass, M., Heinze, H. J., & Haynes, J. D. (2008). Unconscious determinants of free decisions in the human brain. *Nature neuroscience*, *11*(5), 543–545. Doi : https://doi.org/10.1038/nn.2112.

- Spetzler, R. F., Hadley, M. N., Rigamonti, D., Carter, L. P., Raudzens, P. A., Shedd, S. A., & Wilkinson, E. (1988). Aneurysms of the basilar artery treated with circulatory arrest, hypothermia, and barbiturate cerebral protection. *Journal of neurosurgery, 68*(6), 868–879. Doi : https://doi.org/10.3171/jns.1988.68.6.0868.

- Steiner, P. (2013). Survenance, émergence et immersion : le problème de la conscience d'un point de vue externaliste. *Revue Philosophique de Louvain. Troisième série, 111*(1), 69-108.

- Thonnard, M., Charland-Verville, V., Brédart, S., Dehon, H., Ledoux, D., Laureys, S., & Vanhaudenhuyse, A. (2013). Characteristics of near-death experiences memories as compared to real and imagined events memories. *PloS one, 8*(3), e57620. Doi : https://doi.org/10.1371/journal.pone.0057620.

- Timmermann, C., Roseman, L., Williams, L., Erritzoe, D., Martial, C., Cassol, H., Laureys, S., Nutt, D., & Carhart-Harris, R. (2018). DMT Models the Near-Death Experience. *Frontiers in psychology, 9*, 1424. Doi : https://doi.org/10.3389/fpsyg.2018.01424.

- Van Lommel P. (2011). Near-death experiences : the experience of the self as real and not as an illusion. *Annals of the New York Academy of Sciences, 1234,* 19–28. Doi : https://doi.org/10.1111/j.1749-6632.2011.06080.x.

- Van Lommel, P., Van Wees, R., Meyers, V., & Elfferich, I. (2001). Near-death experience in survivors of cardiac arrest : a prospective study in the Netherlands. *Lancet (London, England)*, *358*(9298), 2039–2045. Doi : https://doi.org/10.1016/S0140-6736(01)07100-8.

- Vicente, R., Rizzuto, M., Sarica, C., Yamamoto, K., Sadr, M., Khajuria, T., Fatehi, M., Moien-Afshari, F., Haw, C. S., Llinas, R. R., Lozano, A. M., Neimat, J. S., & Zemmar, A. (2022). Enhanced Interplay of Neuronal Coherence and Coupling in the Dying Human Brain. *Frontiers in aging neuroscience, 14*, 813531. Doi : https://doi.org/10.3389/fnagi.2022.813531.

- Woerlee, G.M. (2011). Could Pam Reynolds Hear ? A New Investigation into the Possibility of Hearing During this Famous Near-Death Experience. *Journal of Near-Death Studies, 30*(1), 3-25. Retrieved from https://digital.library.unt.edu/ark:/67531/metadc461684/citation/#top, consulté le 17/11/2024.

- Xu, G., Mihaylova, T., Li, D., Tian, F., Farrehi, P. M., Parent, J. M., Mashour, G. A., Wang, M. M., & Borjigin, J. (2023). Surge of neurophysiological coupling and connectivity of gamma oscillations in the dying human brain. *Proceedings of the National Academy of Sciences of the United States of America, 120*(19), e2216268120. Doi : https://doi.org/10.1073/pnas.2216268120.

TABLE DES MATIÈRES

Structures éditoriales du groupe L'Harmattan

L'Harmattan Italie
Via degli Artisti, 15
10124 Torino
harmattan.italia@gmail.com

L'Harmattan Hongrie
Kossuth l. u. 14-16.
1053 Budapest
harmattan@harmattan.hu

L'Harmattan Sénégal
10 VDN SICAP AMITIE 3
BP 45034 Dakar-Fann
direction@senharmattan.com

L'Harmattan Cameroun
Tsinga/Derrière polyclinique FECAFOOT
BP 11486 Yaoundé
Jacques.koukam@harmattan.fr

L'Harmattan Burkina Faso
Villa 281, secteur 23 623, rue 14.32
Ouagadougou
zagbie@outlook.fr

L'Harmattan Guinée
Almamya, rue KA 028 OKB Agency
BP 3470 Conakry
harmattanguinee@yahoo.fr

L'Harmattan RDC
185, avenue Nyangwe
Commune de Lingwala – Kinshasa
matangilamusadila@yahoo.fr

L'Harmattan Congo
219, avenue Nelson Mandela
BP 2874 Brazzaville
deunovmikhael@gmail.com

L'Harmattan Mali
Immeuble Mgr Jean Marie Cissé
Aci Hamadallaye
BP 145 Bamako
syllaka@yahoo.fr

L'Harmattan Togo
Djidjole – Maison Amela
face EPP BATOME
02 BP 20680 Lomé
didieramela11@gmail.com

L'Harmattan Côte d'Ivoire
Résidence Karl – Cité des Arts
Abidjan-Cocody
03 BP 1588 Abidjan
harmattan.ivoire@gmail.com

L'Harmattan Bénin
Rue 604, (Immeuble à l'entrée
de la rue UCAO- Cite de Saint-Jean)
Cotonou
stepcorpus@gmail.com

Nos librairies en France

Librairie internationale
16, rue des Écoles
75005 Paris
librairie.internationale@harmattan.fr
01 40 46 79 11
www.librairieharmattan.com

Librairie des savoirs
21, rue des Écoles
75005 Paris
librairie.sh@harmattan.fr
01 46 34 13 71
www.librairieharmattansh.com

www.ingramcontent.com/pod-product-compliance
Lightning Source LLC
LaVergne TN
LVHW011010061026
849535LV00006B/1804
9782336499697